Prof. Dr. Christoph M. Bamberger
Entdecken Sie Ihr genetisches Ich

Prof. Dr. Christoph M. Bamberger

Entdecken Sie
Ihr genetisches Ich

Stärken erkennen, Risiken ausschließen

www.knaur-ratgeber.de

Im Gedenken an meinen Vater

Impressum

Wichtiger Hinweis
Die im Buch veröffentlichten Ratschläge wurden von Verfasser und Verlag mit größter Sorgfalt erarbeitet und geprüft. Eine Garantie kann jedoch nicht übernommen werden. Ebenso ist eine Haftung des Verfassers bzw. des Verlages und seiner Beauftragten für Personen-, Sach- oder Vermögensschäden ausgeschlossen.

Bibliografische Information der Deutschen Nationalbibliothek
Die Deutsche Nationalbibliothek verzeichnet diese Publikation in der Deutschen Nationalbibliografie; detaillierte bibliografische Daten sind im Internet über http://dnb.d-nb.de abrufbar.

© 2009 Knaur Ratgeber Verlag
Ein Unternehmen der Droemerschen Verlagsanstalt Th. Knaur Nachf. GmbH & Co. KG, München
Alle Rechte vorbehalten.

Projektleitung: Bettina Huber
Redaktion: Annette Gillich-Beltz
Layout und Satz:
Daniela Nikel, Stockdorf
Umschlaggestaltung:
griesbeckdesign, München
Umschlagabbildung:
Corbis/Medical RF.com
Reproduktion:
Repro Ludwig, A-Zell am See

Druck und Bindung:
GGP Media GmbH, Pößneck
Printed in Germany
ISBN 978-3-426-64596-3

5 4 3 2 1

**Bitte besuchen Sie uns auch
im Internet unter der Adresse:
www.droemer-knaur.de/ratgeber**

Inhalt

Vorwort –
Genetik geht uns alle etwas an

In nicht allzu ferner Zukunft wird jeder sein komplettes genetisches Profil kennen. Wenn er es will. Es wird nicht mehr lange dauern, bis man die vollständige Erbinformation eines Menschen innerhalb kürzester Zeit und vertretbar preisgünstig wird bestimmen können. Eine Horrorvision? Oder eine einzigartige Chance für ein gesünderes und glücklicheres Leben?

Die Frage ist ganz sicher nicht so einfach zu beantworten, und sie ist nicht umsonst Gegenstand einer anhaltenden Wertediskussion. Eines steht jedoch schon heute fest: Die Genetik wird immer wichtiger, hält immer mehr Einzug in unser Leben, zum Teil unbemerkt, zum Teil von großem öffentlichem Interesse begleitet. Dabei fällt auf, dass es in diesen öffentlichen Diskussionen immer nur um die Gene»der anderen« geht. Wir fürchten uns vor genmanipulierten Designermenschen, vor künstlichen Eliten, die durch Präimplantationsdiagnostik geschaffen wurden, vor Klonarmeen, vor eigens für die Transplantationsmedizin gezüchteten menschlichen Ersatzteillagern. Und natürlich auch vor genetisch veränderten Pflanzen oder Tieren, die unsere naturgegebene Umwelt überwuchern und zerstören und uns damit unsere Lebensgrundlage entziehen.

Auch wenn diese Ängste zum Teil sicher berechtigt sind und eine breitangelegte Diskussion zu diesem Thema unabdingbar ist, so wird doch eines fast immer aus den Augen verloren: die Tatsache nämlich, dass *wir alle* Produkte unserer Gene sind, dass jeder von uns einen genetischen Bauplan hat, der sein ganzes Leben hindurch wirksam ist und dieses Leben nachhaltig beeinflusst. Der Blick auf potenzielle, uns bedrohende genetische Monster hält uns davon ab, uns immer wieder bewusst zu werden, wie *genetisch* wir eigentlich selbst sind. Ihre Gene bestimmen mit darüber, wie Sie aussehen, wo Ihre Fähigkeiten liegen, welche Charaktereigenschaften Sie auszeichnen und auch für welche Krankheiten Sie anfällig sind. Unsere Gene sind zwar nicht allmächtig, wie einige allzu Fortschrittsgläubige behaupten. Mächtig sind sie jedoch allemal.

Lohnt es sich da nicht, sich diesen Genen ein wenig intensiver zu widmen, um zu verstehen, wer wir, wer *Sie* eigentlich sind? Dieses Buch wurde in der Überzeugung geschrieben, dass sich das tatsächlich lohnt. Es lohnt sich, sein seelisches und sein körperliches Ich nicht nur durch die Brille der klassischen Medizin und der Psychologie zu betrachten. Neue Erkenntnisse erwarten uns, wenn wir unser genetisches Erbe akzeptieren und in die Betrachtung von uns selbst einbeziehen. Genetik sind nicht nur die anderen. Genetik sind wir selbst.

Sie selbst, liebe Leserin und lieber Leser, sind zu einem guten Teil das Resultat Ihrer Gene!

Genetik in der praktischen Medizin

Ich selbst beschäftige mich seit über 15 Jahren mit dem Thema Genetik. Es begann mit einem zweijährigen Forschungsaufenthalt an den National Institutes of Health in der Nähe von Washington, D. C., wo ich mich Anfang der neunziger Jahre des letzten Jahrhunderts der Frage widmete, wie genau das Stresshormon Kortisol auf molekularer Ebene seine Wirkungen erzielt. Schon sehr bald musste ich feststellen, dass es in der heutigen Zeit keine biologische Forschung gibt ohne genaueste Kenntnis genetischer Zusammenhänge. Überspitzt könnte man auch sagen: Jede biologische und medizinische Grundlagenforschung ist heute immer auch Genforschung, ganz unabhängig davon, ob es dabei um Hormone, um Zellalterung oder um Krebs geht. Als ich nach diesem Forschungsaufenthalt meine klinische Tätigkeit fortsetzte, gewann ich bald den Eindruck, dass hier eine große Lücke klaffte: Zwischen dem, was ich auf der einen Seite im Labor erforschte, und meiner täglichen praktischen Arbeit mit Patienten gab es kaum eine Beziehung. Auch mein Ansatz der Anti-Aging- und Präventivmedizin, wie ich ihn in meinem Buch »Besser leben, länger leben« dargelegt habe, hatte zunächst mit Genetik recht wenig zu tun. Manchmal hatte ich sogar den Eindruck, zwei vollkommen verschiedene und voneinander unabhängige Berufe zu haben. Doch dann nahm das »Human Genome Project«, also die Entschlüsselung der kompletten menschlichen Erbinformation, immer konkretere Züge an. Immer neue Gene wurden entdeckt und immer mehr von ihnen wurden mit Krankheiten in Zusammenhang gebracht, unter denen nicht nur Zellen in der Kultur, sondern wahrhaftige Menschen litten: meine Patienten.

Im Jahr 2003 war es dann so weit: Die komplette Gensequenz des Menschen lag vor. Inzwischen ist dieses Wissen in zahlreiche Gentests eingeflossen, die helfen, das Krankheitsrisiko eines Menschen genauer einschätzen und so effektiver vorbeugen zu können. Und genau hier begegneten sich meine beiden Aktivitäten. Ich erkannte, dass Gentests eine große Chance für eine effiziente und moderne Prävention darstellen. Wir sind noch nicht am Ende dieser Entwicklung angekommen, aber eines kann man ganz sicher sagen: Genetische Tests werden von Tag zu Tag wichtiger für die reale Medizin, für die tägliche Praxis von Ärzten nahezu aller Fachrichtungen.

Warum Sie sich mit Ihren Genen beschäftigen sollten

Wenn wir über ein gesünderes und glücklicheres Leben reden wollen, müssen wir auch über Genetik reden. Genetik geht uns also etwas an. Unsere eigenen Gene gehen uns etwas an. *Ihre* Gene gehen *Sie* etwas an. Folgen Sie mir auf diese Reise in eine Welt, die jenseits aller Vorurteile auch eine große Schönheit und Klarheit bereithält und die Ihnen mehr über Sie selbst sagen kann, als Sie es jemals vermutet hätten! Getreu der Maxime »Erkenne dich selbst«, in welcher schon in der Antike der Schlüssel zu einem glücklicheren Leben gesehen wurde: Entdecken Sie Ihr genetisches Ich!

Mit dieser Kenntnis Ihres genetischen Ichs als Grundlage werde ich Ihnen dann dabei helfen, eine Strategie zu entwickeln, wie Sie daraus einen konkreten Nutzen nicht nur für Ihre Gesundheit, sondern auch für Ihr Wohlergehen in Partnerschaft, Familie und Beruf ziehen können – eine Strategie für nichts Geringeres als für Ihr Lebensglück.

Zum ersten Mal werden hier die neuesten Erkenntnisse aus Psychologie, Medizin und Genetik vereint, um sie in eine Genstrategie einfließen zu lassen. In den ersten Abschnitten dieses Buches werden Sie diese neue und faszinierende Welt kennenlernen. Darauf folgt ein virtueller Gentest, der von mir eigens für dieses Buch entwickelt wurde. Er beruht auf modernen wissenschaftlichen Erkenntnissen und hält Ihnen sozusagen Ihren genetischen Spiegel vor. Im letzten Abschnitt beschäftigen wir uns mit den sieben goldenen Regeln für Ihre persönliche Genstrategie.

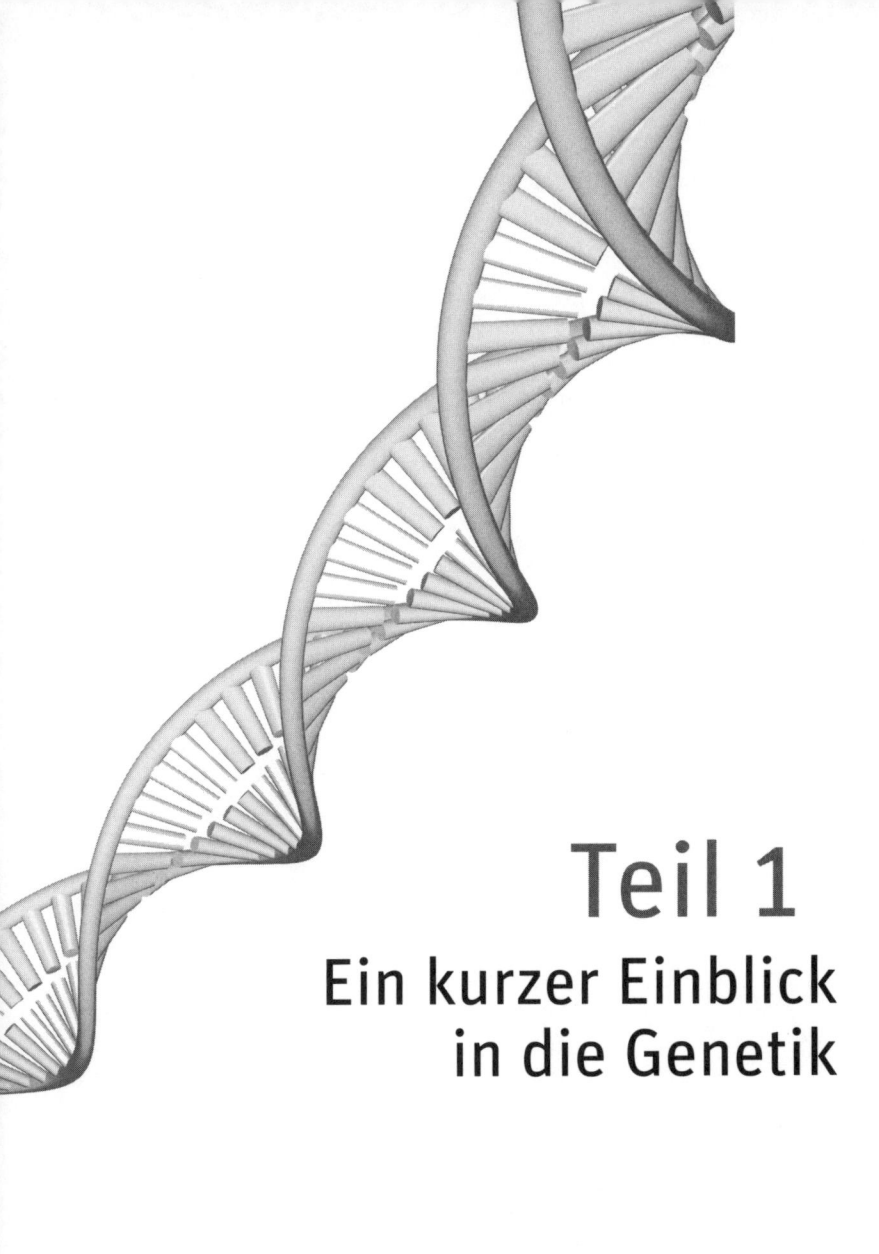

Teil 1
Ein kurzer Einblick in die Genetik

Ist unser Leben vorherbestimmt?

1 »Gott würfelt nicht«, lautet ein berühmter Ausspruch Albert Einsteins. Das soll heißen: In der physikalischen Welt ist nichts dem Zufall überlassen, alles folgt strengen Gesetzen. Und laut Einstein hat es der Schöpfer dieser Naturgesetze so eingerichtet, dass alles nach einem festen Plan abläuft. Es ist alles vorhersehbar, weil alles bis ins letzte Detail festgelegt wurde. Und – so Einstein – auch die Menschen würden mit fortschreitender wissenschaftlicher Erkenntnis immer genauer verstehen können, welche Entwicklung das Universum nehmen wird.

Einstein war bekanntlich ein genialer Physiker, dennoch hat ihn die heutige Physik in einigen Punkten widerlegt, so auch bei der Frage nach der Zufälligkeit von physikalischen Ereignissen. Zufälligkeit ist dem aktuellen Verständnis nach ein essenzieller Bestandteil selbst der subatomaren Teilchen und Wellen.

Wie aber ist es mit den Lebewesen? Wie ist es mit uns selbst? Verdanken wir unsere persönliche Existenz einem Plan? Oder hatte auch der Zufall ein entscheidendes Wörtchen dabei mitzureden?

Die Vorstellung von Gott als allmächtigem Schöpfer

Um unseren genetischen Bauplan und unsere daraus resultierende Existenz zu verstehen, müssen wir ein wenig eintauchen in die faszinierende Welt der Evolution und der Molekulargenetik. Beide Wissenschaftsbereiche sind getrennt voneinander entstanden, heute jedoch längst nicht mehr ohne einander denkbar. In die Biologie hat die Idee des Zufalls Mitte des 19. Jahrhunderts Einzug gehalten, und zwar in Gestalt des großen Naturforschers Charles Darwin. Bis dahin hatte man auch die belebte Natur als ein weitgehend unveränderliches Konstrukt eines bis ins letzte Detail planenden Schöpfers angesehen. Gott hat – wie im Alten Testament beschrieben – die gesamte Welt in sechs Tagen geschaffen. Damit war die Welt fertig, die Entstehung neuer Pflanzen- und Tierarten war quasi ausgeschlossen, das Element des Zufalls selbstverständlich ebenso. Wenn doch einmal eine neue Art entstehen sollte, dann nur durch den direkten Eingriff Gottes als »intelligentem Designer«.

Diese »Theorie« hält natürlich – im wörtlichen Sinne verstanden – dem gesunden Menschenverstand ebenso wenig stand wie eindeutigen wissenschaftlichen Belegen. Dieses überlieferte Weltbild war jedoch sehr dominant und verhinderte über viele Jahrhunderte, dass die pflanzliche, tierische und menschliche Entwicklungsgeschichte auf unserem Planeten ohne Vorurteile betrachtet werden konnte.

Welchen Mechanismen folgt die Natur?

Wer die Natur intuitiv erlebt, der stellt fest, dass es in ihr beides gibt: Konstanz und Veränderung. Der immer gleiche Lauf der Sonne, Berge, die auch nach Jahrzehnten immer noch am gleichen Ort stehen, der immer wiederkehrende Zyklus der Jahreszeiten, Tierarten, mit denen wir seit unserer Kindheit vertraut sind. Es ist also verständlich, wenn Menschen aus diesen Eindrücken heraus ein kreationistisches Weltbild entwerfen, also eines, in dem die Schöpfung im Wesentlichen als ein einmaliger, wohldurchdachter Akt gesehen wird.

Wer jedoch genauer hinschaut und sich wirklich auf die Natur einlässt, bemerkt auch ihre zweite Seite: die der stetigen Veränderung. Vulkane brechen aus und erlöschen. Rinnsale entwickeln sich zu reißenden Flüssen, üppige grüne Landschaften werden zu Wüsten. Arten sterben aus, neue entstehen, darunter auch Viren und Bakterien, die bisher unbekannte Krankheiten wie z. B. Aids verursachen. Sogar wir Menschen können die der Natur innewohnende Dynamik nutzen und neue Pflanzen- und Tierarten züchten. Und schließlich sehen wir es an uns selbst: Jedes neugeborene Kind ist einzigartig und wird zu einem unverwechselbaren Menschen heranwachsen, den es vorher nicht gab und den es auch nachher nicht mehr geben wird. Veränderung. Entwicklung. Auch diese Prinzipien sind tief in der Natur verankert.

Weil den wacheren Geistern vergangener Zeiten die Veränderlichkeit der Natur nicht entgehen konnte, zumal man immer wieder auf Relikte wie Fossilien ausgestorbener Dinosaurier oder Urmenschen stieß, verließen sie das starre Konzept der biblischen Schöpfungsgeschichte und entwarfen neue Theorien. In diesen Theorien kamen die Worte »Entwicklung« und später auch »Evolution« vor, was letztlich das Gleiche bedeutet. Man ging allerdings auch in diesem Fall davon aus, dass ein göttlicher Plan hinter allem steckte, der nur ein Ziel hatte: den Menschen als gottähnliches Wesen hervorzubringen. Und selbst wenn man immerhin so weit ging, das Prinzip »Entwicklung« zuzulassen, so war das Prinzip »Zufall« als Teil der Schöpfungsgeschichte doch undenkbar.

Was den ersten Naturforschern ebenfalls nicht entging, war die nahezu perfekte Anpassung der meisten Tierarten an ihre Umgebung. So haben viele Tierarten in den Polargebieten ein weißes Fell, um in einer Umwelt aus Eis und Schnee optimal getarnt zu sein. Delphine mit ihrem stromlinienförmigen Körper sind gleichsam ein Abbild des Wassers, in dem sie sich so elegant bewegen. Warum passt das alles so gut zusammen? Dahinter kann doch nur ein »intelligenter Designer« stecken, oder?

Evolution ohne göttliches Zutun

Wissenschaftliches Denken zeichnet sich nicht dadurch aus, dass Gott grundsätzlich geleugnet wird. Wissenschaftliches Denken versucht allerdings, so weit wie möglich zu kommen, ohne übernatürliche Erklärungen, also auch einen Gott, heranziehen zu müssen. Einen originellen Versuch, eine Evolutionstheorie nach solchen wissenschaftlichen Kriterien aufzustellen und die Vielfalt der Arten ohne Zuhilfenahme Gottes zu erklären, unternahm der französische Gelehrte Jean-Baptiste Lamarck zu Beginn des 19. Jahrhunderts.

Nach Lamarck konnten lebende Organismen Eigenschaften an ihre Nachkommen weitergeben, und zwar auch solche Eigenschaften, die sie selbst erst im Laufe ihres eigenen Lebens erworben hatten. Den langen Hals der Giraffe erklärte er z.B. dadurch, dass sich die Vorfahren der Giraffen aufgrund einer Dürre nach den immer höher wachsenden Blättern recken mussten. Das machte ihren Hals ein kleines Stück länger. Dieser etwas längere Hals wurde an die Nachkommen weitergegeben, die sich weiter nach den Blättern reckten, ihren Hals damit noch ein Stückchen verlängerten, diesen noch längeren Hals wieder an ihre Nachkommen weitergaben und so weiter und so fort. Auch beim Menschen glaubte Lamarck an die Weitergabe erworbener Eigenschaften. So sollte ein Schmied, der sich durch seine harte Arbeit kräftige Muskelpakete erworben hatte, diese an seine Söhne weitergeben können. Kein Wunder, dass Lamarck, der zu Lebzeiten ein angesehener Wissenschaftler war, von nachfolgenden Evolutionsbiologen geradezu verlacht wurde. Man neigte dazu, ihn wegen seiner scheinbar absurden Idee von der Weitergabe erworbener Eigenschaften geringzuschätzen, und übersah dabei, wie entscheidend er die Wissenschaft mit seinen anderen Thesen vorangebracht hatte. Lamarck hatte nämlich immerhin erkannt:

• Die Arten entwickelten sich. Sie gingen also auseinander hervor, und die Schöpfung war somit kein einmaliger Akt.
• Die Arten entwickelten sich in Anpassung an die jeweiligen Umweltbedingungen.

Dies waren zwei entscheidende Erkenntnisse, auf die der vielleicht bedeutendste Naturforscher aller Zeiten aufbauen konnte, als er seine bahnbrechende Evolutionstheorie entwickelte: Charles Darwin.

Der Stärkere überlebt

Charles Robert Darwin wurde am 12. Februar 1809 in der kleinen englischen Stadt Shrewsbury geboren. Schon als Kind liebte er die Natur, und im Alter von 22 Jahren begab er sich auf die entscheidende Reise seines Lebens: Er durfte an einer Expedition der *Beagle* teilnehmen, die durch ihn berühmt werden sollte. Die Expedition dauerte fünf Jahre und führte ihn um die ganze Welt. Unter anderem auf die Galapagosinseln im Pazifik, etwa 1000 Kilometer westlich von Mittelamerika. Dort entdeckte Darwin Tierarten, die anderswo nicht vorkamen, so z. B. die nach ihm benannten Darwinfinken oder auch die Galapagosschildkröte. Er fand heraus, dass sich diese Tierarten von Insel zu Insel ein wenig unterschieden, und stellte die Theorie auf, dass sie aus einer Finkenart bzw. aus einer einzigen Schildkrötenart hervorgegangen sind, also jeweils einen gemeinsamen Stammbaum haben.

Das ist recht interessant, doch wahrhaft revolutionär war und ist Darwins erst 23 Jahre nach der Fahrt mit der *Beagle* veröffentlichte Evolutionstheorie. Sie trägt den Titel »On the Origin of Species By Means of Natural Selection« (auf Deutsch: »Über die Entstehung der Arten durch natürliche Zuchtwahl«) und besagt schlicht und einfach:

• In lebenden Organismen treten ständig (und zufällig!) kleinste Veränderungen, sogenannte Mutationen, auf.
• Diejenigen Organismen mit den aktuell günstigsten Mutationen überleben und pflanzen sich fort.

Charles Darwin hatte an die bislang gültigen Theorien kurzerhand das Messer angesetzt und gesagt: Es gibt in der Natur keinen auf ein bestimmtes Endziel ausgerichteten Plan, sondern nur zufällige Ereignisse (Mutationen) und die Auswahl (Selektion) derjenigen Mutanten, die der jeweiligen Umwelt am besten angepasst sind. Die Giraffe mag sich vielleicht gereckt haben, konnte dieses Recken aber natürlich nicht an ihre Kinder weitergeben. Vielmehr war es so, dass es unter den Vorfahren der Giraffen einige Exemplare gab, die durch zufällige Mutationen einen etwas längeren Hals hatten. In Gegenden, in denen die Blätter nur noch an höheren Baumkronen wuchsen, waren diese Mutanten im Vorteil, bekamen mehr zu fressen, überlebten und konnten sich fortpflanzen. Und so ging es in den nächsten Generationen weiter, bis eine neue Art entstanden war.

Diese Theorie ist im Prinzip bis heute gültig und durch unzählige Untersuchungen und Experimente belegt. Ohne sie wären die moderne Genetik und die Biotechnologie undenkbar!

Darwin und die Ideologen

Selbstverständlich waren Darwin und seine Theorie von Anfang an heftigsten Anfeindungen ausgesetzt, die bis heute anhalten. Diese Anfeindungen wuchsen sich zu einem wahren Sturm der Empörung aus, als er seine zweite große Arbeit vorlegte: »The Descent of Man« (auf Deutsch: »Die Abstammung des Menschen«). Nun sollte auch der Mensch am Ende einer Kette von Zufallsereignissen stehen – der Mensch, die Krone der Schöpfung! Und dann sollte der Mensch auch noch vom Affen abstammen!

Darwin war wahrhaftig kein Ideologe. Trotzdem hat er von Anfang an zahlreiche Ideologen auf den Plan gerufen, deren »Argumentation« im Wesentlichen aus »das darf so nicht sein« oder »das kann so nicht sein« besteht, und die der Evolutionstheorie die Missachtung Gottes als Schöpfer vorwerfen.

Leider hat es im Laufe der Geschichte auch unter den Darwin-Befürwortern viele gegeben, die auf ideologische Abwege geraten sind und seine Theorie in den Dienst ihrer nicht selten menschenverachtenden Haltung gestellt haben. »Sozial-Darwinismus« nennt man das und meint damit die nicht zuletzt von den Nationalsozialisten propagierte Überzeugung, dass auch der Mensch einen permanenten »Kampf ums Dasein« führen müsse, durchaus auch gegen andere Menschen und durchaus auch ohne Rücksicht auf Verluste. Doch bei Darwin geht es keinesfalls primär um Tötung – und schon gar nicht um Tötung von Artgenossen. Dennoch haben solche Verzerrungen seiner Theorie sehr geschadet und zu einer tiefen Skepsis gegenüber den Biowissenschaften insgesamt beigetragen. Diese Skepsis bezieht sich nicht zuletzt auch auf das Thema dieses Buches: die Tatsache nämlich, dass wir als biologische Wesen ebenfalls eine – zumindest zum Teil zufällig generierte – genetische Programmierung in uns tragen, die sich mit der jeweiligen Umwelt auseinandersetzen muss. Eine der Grundthesen dieses Buches ist, dass die Kenntnis dieser – zumindest teilweise nach dem Lotto-Prinzip erzeugten – genetischen Programmierung uns auf unserem mitunter recht steinigen Lebensweg von Nutzen sein kann.

Die Kenntnis unserer genetischen Programmierung kann uns auf unserem Lebensweg von Nutzen sein.

Lücken in Darwins Theorie
Zum Teil zufällig generiert? *Teilweise* nach dem Lotto-Prinzip erzeugt? Beginne ich Darwin nach all diesen fast glorifizierenden Worten doch in Frage zu stellen? Die Unterstützer von Darwins Theorie, zu denen ich ja offensichtlich auch zähle, neigen gelegentlich zum Enthusiasmus, wenn von ihm die Rede ist. Das beruht sicherlich zum Teil auf der Tatsache, dass ihm und seiner Theorie so viel Unrecht widerfahren ist. Ganz sicher aber auch darauf, dass die Theorie prinzipiell stimmt: Die Entwicklungsgeschichte beruht auf der Verkettung von Zufall (Mutation) und Auswahl (Selektion). Darwin konnte die Angriffe seiner Gegner allerdings nicht so problemlos abwehren, wie er es heute hätte tun können. Zu viele Teile fehlten ihm damals in seinem Puzzle, zu viele Lücken wiesen die von ihm postulierten entwicklungsgeschichtlichen Stammbäume auf.
Die meisten Argumente seiner Gegner sind heute widerlegt, doch einige Fragen bleiben offen. Was man mit Hilfe von Darwins Theorie nämlich nicht erklären kann, sind einige wenige bewiesenermaßen sprunghafte Entwicklungen in der Evolutionsgeschichte. Massenhaftes Artensterben wie z. B. das relativ plötzliche Ende der Dinosaurier

vor etwa 65 Millionen Jahren mag noch nachvollziehbar sein, wenn die Katastrophe nur groß genug ist (in diesem Fall scheint ein gewaltiger Asteroid für die plötzliche und massive Veränderung der Lebensbedingungen auf unserem Planeten verantwortlich zu sein). Doch Phasen beschleunigter Artenentwicklung durch Mutationen, die sich nach und nach über Jahrtausende anhäufen, sind nicht vollständig erklärbar. Solche »Artenexplosionen« hat es aber ganz offenbar in der Geschichte der Erde immer wieder gegeben. Hier ist Darwins Theorie schlicht und einfach zu langsam, um ein komplettes Erklärungsmodell zu liefern.

Obwohl wir heute noch nicht verstehen, was genau in diesen schnellen Phasen der Evolution passierte, lassen neueste Forschungsergebnisse darauf schließen, dass sich Lebewesen nicht *ausschließlich* zufällig verändern, sondern sich auch *aktiv* an ihre Umwelt anpassen und – der entscheidende Punkt – dies zum Teil an ihre Nachkommen weitergeben können. Womit sich für Lamarck und seine über 200 Jahre belächelte, ja verspottete Theorie von der Vererbung erworbener Eigenschaften ein sensationelles Comeback ankündigt! Zumindest teilweise. Verantwortlich für diese neu entdeckte Fähigkeit lebender Organismen sind die Gene, die sich ganz offensichtlich nicht nur zufällig ändern, wie man lange geglaubt hat, sondern auch aktiv auf die Umwelt reagieren, sich entsprechend umstrukturieren und – so verändert – in das Erbgut kommender Generationen eingehen können. Der Zweig der Genetik, der sich mit solchen Phänomenen beschäftigt, wird auch als *Epigenetik* bezeichnet. Bewiesen ist eine solche Vererbung epigenetischer Veränderungen bisher nur für niedere Organismen, z.B. für Bakterien beim Erwerb einer Antibiotikaresistenz. Der sich reckende Vorfahre der Giraffe bleibt also – vorerst – eine amüsante Randnotiz der Wissenschaftsgeschichte.

Wie viel Zufall und wie viel Vorherbestimmung gibt es?

Darwin hatte noch keinerlei Idee davon, was ein Gen überhaupt ist. Seine Idee von der Mutation bezog sich zwar auf irgendetwas Vererbbares, doch von einem Verständnis dessen, wie diese Erbsubstanz chemisch aussieht, war er natürlich weit entfernt. Ihre Struktur wurde erst 100 Jahre nach seinem »Origin of Species« entschlüsselt. Und so konnte er sich auch keine Vorstellung von der ungeheuren

Komplexität und Fähigkeit zur Selbstorganisation machen, die diese Erbsubstanz besitzt. Sein Verdienst bleibt es, die erste und bisher einzige prinzipiell richtige und umfassende Theorie über die Entstehung der Arten aufgestellt zu haben. Dass diese Idee nicht ganz vollständig ist, schmälert seinen Verdienst nicht.

Womit wir wieder beim Anfang wären, bei der Frage nämlich, ob Gott (oder die Natur oder das Schicksal oder wie man es auch nennen möchte) nun würfelt oder nicht. Ich habe hier so weit ausgeholt, weil sich in dieser Frage eines der grundlegenden Probleme nicht nur der Naturwissenschaften, sondern auch unseres Selbstverständnisses als Menschen verbirgt. Wie viel Zufall und wie viel Vorbestimmung gibt es in der Natur? Und in unseren Genen? Und in unseren Gehirnen? Wahlfreiheit versus Determinismus – das ist eine der entscheidenden philosophischen Fragen überhaupt. Wir sollten lernen zu akzeptieren, dass beides nebeneinander bestehen kann. Darwin hat uns gezeigt, dass der Zufall in biologischen Systemen ein entscheidendes Wörtchen mitzureden hat. Auch wir Menschen sind biologische Wesen und damit – auch – Produkte des Zufalls. Bei der Entstehung eines jeden von uns wurde genetisches Lotto gespielt. Mit den gezogenen Zahlen müssen wir leben und das Bestmögliche daraus machen. Um das zu tun, müssen wir aber erst einmal verstehen, was Gene überhaupt sind. Darwin war dieses Wissen verwehrt. Uns steht es heute zur Verfügung. Schauen wir uns die faszinierende Welt der Gene also einmal genauer an. Wir wollen dabei mit einer sehr einfachen, aber folgenschweren Reihe von Experimenten beginnen, die innerhalb von Klostermauern durchgeführt wurde, und zwar von einem gewissen Gregor Mendel.

Bei der Entstehung eines jeden von uns wurde genetisches Lotto gespielt. Mit den gezogenen Zahlen müssen wir leben und das Bestmögliche daraus machen.

Mendel entdeckt die Regeln der Vererbung

2 Gregor Mendel und Charles Darwin waren Zeitgenossen. Parallel und vollkommen unabhängig voneinander haben sie die klassische Genetik bzw. die Evolutionstheorie entwickelt, die heute miteinander verschmolzen und ohne einander nicht mehr denkbar sind. Mendel war Augustinermönch, sein wahres Interesse galt indes von Anfang an der Natur. Er hatte zwei Jahre lang in Wien Naturwissenschaften studiert, bevor er sich in der Abgeschiedenheit des Augustinerklosters von Brünn in Böhmen (im heutigen Tschechien) den Forschungen widmete, die ihn lange nach seinem Tod so berühmt werden lassen sollten. Es heißt, dass er im Alter von 32 Jahren damit begann, im Klostergarten Erbsen zu züchten. Was Mendel jedoch ganz offensichtlich von den unzähligen Erbsenzüchtern vor ihm unterschied, war die Wissenschaftlichkeit, mit der er an diese äußerlich eher unspektakuläre Tätigkeit heranging.

Erbsen mit roten und mit weißen Blüten

Mendel kreuzte Tausende von Exemplaren zweier Erbsenarten, die sich in Bezug auf ein einziges Merkmal unterschieden, und wertete diese Versuchsreihen danach statistisch aus. So einfach das heute klingen mag: Etwas Derartiges hatte vor ihm noch keiner getan. So nahm er beispielsweise eine Erbsenart, die rote Blütenblätter hatte, und kreuzte sie mit einer anderen Art, die weiße Blütenblätter hatte. Was kam bei diesem Versuch heraus? Etwas zunächst Überraschendes: Alle aus dieser Kreuzung resultierenden Erbsenpflanzen (die sogenannte F1-Generation) hatten rote Blütenblätter. Danach kreuzte Mendel die Erbsenpflanzen der F1-Generation und siehe da: In der folgenden Generation, F2-Generation genannt, gab es plötzlich wieder weiß blühende Pflanzen, und zwar in einem ganz genau vorhersagbaren Verhältnis von eins zu drei (weiß zu rot).

Die geradezu messerscharfen Schlüsse, die Mendel aus diesen Kreuzungsexperimenten zog, konnten durch die moderne Molekulargenetik komplett bestätigt werden. Mendel erkannte nämlich, dass die Erbanlage (das Wort »Gen« war ihm noch nicht bekannt) für die

Blütenfarbe in jeder Pflanze *doppelt* vorhanden war, wobei eine von der »Mutter« und eine vom »Vater« stammte. Die reinrassige Ausgangsgeneration mit der roten Blütenfarbe besaß also die Erbanlagen »rot/rot«, die reinrassige weiße die Erbanlagen »weiß/weiß«. Kreuzte man diese beiden Arten, erhielten die Pflanzen der F1-Generation die Erbinformation »rot« vom einen Elternteil und die Erbinformation »weiß« vom anderen Elternteil. Heute würden wir sagen: Ihr Genotyp war »rot/weiß«. Da Rot *dominant* ist, wie Mendel weiterhin erkannte, waren alle Blütenblätter der F1-Generation rot. Oder wissenschaftlich gesprochen: der Rot/Weiß-*Geno*typ führt zu einem Rot-*Phäno*typ (Phänotyp bezieht sich darauf, wie ein Merkmal in der Realität aussieht), eben weil Rot hier dominant ist. Eine Generation weiter erhalten die Nachkommen wiederum nur *eine* dieser Erbinformationen von jedem Elternteil, und zwar nach dem Zufallsprinzip. In der F2-Generation sind also folgende Kombinationen möglich:

Genotyp weiß/weiß	→	Phänotyp: weiß
Genotyp weiß/rot	→	Phänotyp: rot
Genotyp rot/weiß	→	Phänotyp: rot
Genotyp rot/rot	→	Phänotyp: rot

Bei einer ausreichend großen Zahl ergibt sich statistisch daraus ein Verhältnis von eins zu drei für weiß zu rot.

Mendels Erkenntnis: Für jedes Merkmal gibt es zwei Gene

Im Prinzip ist dieses Detailwissen für das weitere Verständnis dieses Buches nicht entscheidend. Wichtig ist lediglich, die folgende Erkenntnis mitzunehmen, die Gregor Mendel 1865, also sechs Jahre nach Darwins Evolutionstheorie, veröffentlicht hat. Mendels Botschaft lautet: Eigenschaften wie z. B. die Blütenfarbe einer Pflanze werden durch Erbanlagen festgelegt, heute Gene genannt. Jede Pflanze, jedes Tier und jeder Mensch hat für jedes Einzelmerkmal zwei Gene geerbt, eines von der Mutter und eines vom Vater. Nur eines dieser beiden Gene wird an die nächste Generation weitergegeben, welches von beiden, das ist einzig und allein zufallsbedingt. Stellen wir uns nun eine große Zahl von Einzelmerkmalen vor (wie z.B. Körpergröße, Blutdruckverhalten, Intelligenz usw.), die alle nach dem Zufallsprinzip weitergegeben werden, so wird klar, warum jedes Lebewesen eine einzigartige Mischung aus Einzelmerkmalen ist und warum z.B. auch Geschwister nicht genetisch identisch sind.

Tatsächlich ist die Situation um einiges komplizierter, doch da es sich hier nicht um ein Lehrbuch für Studenten der Biologie handelt, möchte ich es bei diesem einfachen Modell belassen. Wichtig ist nur zu verstehen, dass es bei einem Befruchtungsvorgang zu einer bisher noch nicht dagewesenen Neukombination von – im Falle des Menschen – etwa 23 000 Genen kommt, bei welcher der Zufall eine nicht unerhebliche Rolle spielt. Auf diese Weise kreiert die Natur immer neue Varianten, die sie der »selektierenden Umwelt« anbietet.

Unsere Prägung beruht auf Zufall

Was aber bedeutet das für uns? Wir sollten uns klarmachen, dass am Anfang unserer eigenen Existenz ein solches Gen-Lotto stand. Auch wir verdanken unsere Existenz und unsere genetische Prägung zu einem Gutteil dem Zufall. Sobald jedoch alle Gene »gezogen« sind, steht unsere Genstruktur ein für alle Mal fest. Jede unserer Körperzellen trägt sie seitdem in sich. Es ist tatsächlich so wie beim Lotto, bei dem die Zahlen einer Ziehung nun einmal nicht mehr rückgängig zu machen sind. Wir müssen damit leben und wir können das auch, denn diese genetische Struktur ist nur so etwas wie ein – allerdings recht konkreter – »Vorschlag« für unser Leben. Es liegt in unserer Hand, was wir daraus machen, ähnlich wie uns ein Lottogewinn glücklich oder unglücklich machen kann, je nachdem wie wir damit umgehen.

Sobald alle Gene »gezogen« sind, steht unsere Genstruktur ein für allemal fest. Es liegt in unserer Hand, was wir daraus machen.

Um damit umgehen zu können, müssen wir allerdings verstehen, was das überhaupt ist: ein Gen. Für die meisten Menschen ist ein Gen etwas Abstraktes, es ist schwer fassbar und daher nicht selten bedrohlich. Doch auch wenn es sich bei den Genen um echte Wunderwerke der Natur handelt, so ist ihre Grundstruktur doch von überraschender Einfachheit und Klarheit. Lernen Sie diese erstaunlichen biochemischen Strukturen nun ein wenig besser kennen!

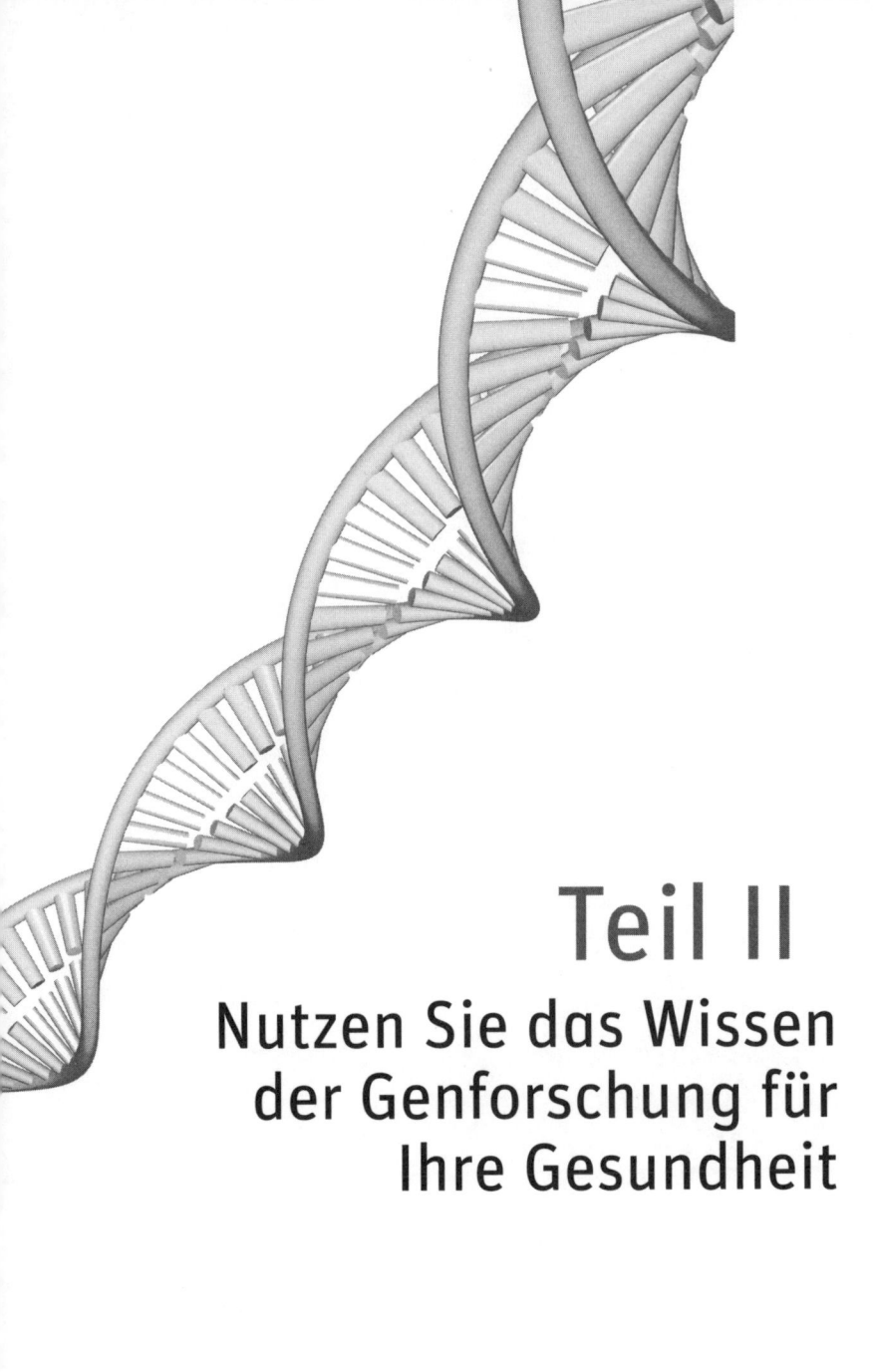

Teil II

Nutzen Sie das Wissen der Genforschung für Ihre Gesundheit

Was ist ein Gen?

3 Wenn von Genetik die Rede ist, wird häufig der folgende Satz Goethes zitiert: »Vom Vater hab ich die Statur, des Lebens ernstes Führen, vom Mütterchen die Frohnatur und Lust zu fabulieren.« Doch auch der poetisch weniger Begabte kann meist Personen aus seiner eigenen Verwandtschaft nennen, mit denen er die Nase oder sein Zeichentalent gemein hat, nur dass er es eben weniger poetisch ausdrückt. »Das habe ich von meinem Großvater geerbt« oder »Da komme ich ganz nach meiner Mutter« – so oder ähnlich heißt es meist. Üblicherweise lässt man es bei dieser Feststellung bewenden, erzählt vielleicht noch die eine oder andere Anekdote zu der betreffenden Person, um dann wieder zur Tagesordnung überzugehen. Den wenigsten Menschen würde es einfallen, sich zu fragen, was damit eigentlich gemeint ist: eine Eigenschaft von einem anderen Menschen *geerbt* zu haben. Wie sieht diese Erbschaft aus, die uns Jahrzehnte später die gleichen guten Zähne haben lässt wie die Großmutter oder die Neigung zum Bäuchlein, den schon der Urgroßvater mütterlicherseits hatte? Was genau wird da von Generation zu Generation weitergegeben? Heute wissen wir, wie diese Erbinformation beschaffen ist, doch viele von uns haben eine gewisse Scheu, sich diese biochemischen Grundlagen der Vererbung genauer anzuschauen. Wir halten dies entweder für zu kompliziert oder es scheint uns ethisch irgendwie suspekt zu sein. Oder beides. Dabei gibt es nichts, was Ideologien besser entlarvt, als die genaue Kenntnis eines Sachverhalts! Der erste Schritt für Nichtnaturwissenschaftler – und an solche wendet sich dieses Kapitel vornehmlich – kann darin bestehen, sich bildhaft vor Augen zu führen, was unter genetischer Information zu verstehen ist.

Der genetische Bauplan des Menschen

Die genetische Information befindet sich im Kern einer jeden Zelle und ist zunächst einmal nichts anderes als ein Bauplan. Ein Bauplan für den gesamten Körper eines Menschen, in dem nicht nur steht, dass er überhaupt ein Mensch und keine Katze oder eine Kellerassel oder ein Delphin ist, und nicht nur, dass er einen Mund, ein Herz, einen Magen und ein Gehirn hat, sondern auch, wie diese Organe – und sogar die einzelnen Zellen dieser Organe – bei dem betreffenden Menschen ungefähr aussehen und funktionieren sollen. Sehr ungewöhnlich ist, dass der Zellkern jeder einzelnen unserer Billionen von Zellen die komplette Erbinformation, also den kompletten Bauplan für den *ganzen* Menschen enthält. Das wäre in etwa so, als würde in jedem einzelnen Stein der Oper von Sydney der komplette Bauplan für die gesamte Oper vorhanden sein, sagen wir als Datei auf einem Mikrochip. Das hieße, dass man nur einen einzigen Stein dieser Oper bräuchte, um sie anderswo detailgetreu nachbauen zu können. So etwas gibt es bisher nirgendwo auf der Welt. Die Natur ist allerdings von Anfang an auf diese Weise verfahren. Daher ist es prinzipiell möglich, einen Menschen zu klonen, was nichts anderes heißt, als ihn aus einer einzigen Zelle ein zweites Mal »nachzubauen«.

Der genetische Bauplan des Menschen enthält natürlich keine wie auch immer gearteten Bauzeichnungen der Bauchspeicheldrüse, der Prostata oder wenigstens der weiblichen Brust. Vereinfacht könnte man es jedoch so ausdrücken: Der genetische Bauplan des Menschen besteht aus etwa 23 000 Einzelbauanleitungen – Genen – für die 23 000 verschiedenen Struktur- und Funktionselemente menschlicher Zellen, genannt Proteine (Eiweiße).

Gene sind Einzelbauanleitungen für Proteine.

Ein Gen ist also nichts anderes als die Bauanleitung für ein Protein. Und da in unserem Erbgut nach neuesten Erkenntnissen etwa 23 000 verschiedene Gene enthalten sind, ergeben sich daraus verschiedene Proteine. Halt: 23 000 Gene ist nicht ganz exakt, denn jedes Gen kommt ja in jeder Körperzelle zweimal vor, wie Mendel es schon richtig erkannt hat: Jedes Gen gibt es in einer von der Mutter und einer vom Vater stammenden Variante. Tatsächlich gibt es also in jeder Zelle 2 x 23 000 = 46 000 Gene als Bauanleitung für 2 x 23 000 = 46 000 Proteine.* Da gibt es röhrenförmige Proteine mit Stützfunk-

---

* Die angenommene Zahl der menschlichen Gene liegt zwischen 2 x 20 000 und 2 x 25 000. Zur Vereinfachung wird hier eine Zahl von 2 x 23 000 Genen zugrunde gelegt. Tatsächlich enthält jedes Gen prinzipiell die Bauanleitung für ein Protein. Allerdings können diese Proteine in der Zelle »nachbearbeitet« werden, so dass ihre Zahl tatsächlich deutlich höher ist als die der Gene. Hier soll aber, der Einfachheit halber, an der »Ein-Gen-ein-Protein-Theorie« festgehalten werden.

tion für die Zelle, da gibt es Signalproteine, die dem Informationsaustausch mit anderen Zellen dienen, da gibt es Enzyme, die den Zellstoffwechsel betreiben, um nur einige Beispiele zu nennen. In der Gesamtheit wirken diese Proteine zusammen, um die hochkomplexen Funktionsabläufe einer jeden Zelle aufrechtzuerhalten.

Über die Aktivität der Gene in den Zellen

Wenn man dieses Modell zu Ende denkt, stellt sich unweigerlich die Frage, wie es angehen kann, dass daraus ein Organismus mit Billionen von Zellen entstehen soll. Warum entstehen in einer Zelle nicht einfach 46 000 kleine Proteinhäufchen, die bestenfalls eben diese eine Zelle bilden und am Leben erhalten? Wie kann es sein, dass aus 46 000 Genen und aus den resultierenden Proteinen nicht nur ein ganzer Mensch gebildet werden kann, sondern dass meist alles an diesem Menschen auch noch am rechten Platz sitzt, und dass sogar so etwas wie die Fähigkeit, seine Zunge zu rollen, auf diese Weise festgelegt und von Generation zu Generation weitergegeben werden kann? Tatsächlich beginnen wir gerade erst, dieses Wunder − so darf man es auch als nüchterner Naturwissenschaftler durchaus nennen − in seinen Grundzügen zu verstehen.

Es ist nämlich so, dass wir ja nicht aus einem Zelltyp bestehen, sondern in unserem Körper gibt es mehrere Tausend verschiedene Zelltypen. Ein bestimmter Zelltyp entsteht nun aber dadurch, dass nur eine bestimmte Zahl von Genen/Bauanleitungen benutzt wird. Genauer betrachtet, gibt es in unserem Körper keinen einzigen Zelltyp, in dem alle 46 000 Gene »angeschaltet« sind. Jedes Gen ist nämlich mit einem komplizierten Ein- und Ausschaltmechanismus ausgestattet. Wenn wir uns vorstellen, dass jedes unserer 46 000 Gene ein rotes Glühlämpchen für »ausgeschaltet« und ein grünes Glühlämpchen für »eingeschaltet« besäße, dann würde man in jedem Zelltyp ein spezifisches Leuchtmuster vorfinden. In Nervenzellen wären beispielsweise ganz andere Gene angeschaltet als in Darmzellen oder in Hautzellen. Folglich produzieren diese unterschiedlichen Zelltypen auch ein unterschiedliches Muster an Proteinen, denn nur aus angeschalteten Genen werden Proteine gemacht.

Doch woher wissen die einzelnen Zellen, welcher Zelltyp sie sein sollen, welche Gene sie also an- und welche abschalten sollen? Auf diese

Frage zeichnen sich in aktuellen Studien zwar faszinierende Antworten ab, es besteht hier jedoch noch ein recht großer Forschungsbedarf, um es vorsichtig auszudrücken.

Wie sich schon vor der Zeugung die Gene mischen

Würden wir uns durch Klonen fortpflanzen, wäre das Resultat bekanntermaßen ein Mensch, der mit uns selbst genetisch identisch wäre, also eine Art verspätet auf die Welt gekommener eineiiger Zwilling. Tatsächlich klont ja die Natur mitunter selbst, und zwar eben genau dann, wenn sich die befruchtete Eizelle teilt, die beiden resultierenden Zellen aber nicht aneinander haftenbleiben, sondern sich unabhängig voneinander zu zwei separaten Menschen weiterentwickeln. Vorher findet allerdings der Akt der Zeugung statt. Und der hat nichts mit Klonen zu tun, denn bei der Zeugung entsteht eben gerade *keine* identische Kopie eines Elternteils.

Was passiert also wirklich bei der Zeugung, oder besser gesagt: vor der Zeugung? Bevor sich Eizelle und Samenzelle vereinigen, müssen sie erst einmal entstehen, und zwar aus Körperzellen. Diese haben wie gesagt 2 x 23 000, also 46 000 Gene. Würden Eizellen und Samenzellen – die Keimzellen – ebenfalls 46 000 Gene haben, würde bei einer Vereinigung ein neuer Organismus mit 92 000 Genen pro Zelle entstehen. Würde sich dieser Organismus fortpflanzen, hätte die nächste Generation 184 000 Gene pro Zelle. Und so weiter und sofort. Nun haben Menschen aber seit Hunderten von Generationen 46 000 Gene. In anderen Worten: Bei der Bildung der Keimzellen muss die Zahl der Gene um die Hälfte reduziert werden. Das geschieht in den Keimdrüsen, also den Eierstöcken der Frau und den Hoden des Mannes.

In den Eierstöcken der Frau teilen sich die Vorläufer der späteren Eizellen. Diese Vorläufer haben wie alle Körperzellen 2 x 23 000 Gene. Man muss sich nun vorstellen, dass jeweils 1000 Gene zu einem Paket zusammengefasst sind. Ein solches Genpaket nennt man *Chromosom*.* Eine Körperzelle hat also 23 Chromosomen-Paare = 46 Chromosomen. 23 dieser Chromosomen stammen von der Mutter der Frau, 23 vom Vater der Frau. Wenn sich nun diese Vorläufer der

---

* Tatsächlich beinhaltet nicht jedes Chromosom genau 1000 Gene, für unsere Zwecke reicht diese vereinfachte Annahme jedoch.

Eizellen teilen, dann wird von jedem der 23 Chromosomen-Paare nur ein Partner, also nur ein Chromosom weitergegeben, so dass die resultierende Eizelle nur 23 Chromosomen, das heißt 23 000 Gene, besitzt. Bei jedem einzelnen Chromosomen-Paar (wir erinnern uns: ein Chromosom von der Mutter und eines vom Vater) ist es nun – weitgehend* – vom Zufall abhängig, ob das von der Mutter oder das vom Vater stammende Gen weitergegeben wird. So kommt es zu einer bunten Durchmischung von Chromosomen und damit von Genen schon bei der Bildung der Eizelle, also bevor die Frau überhaupt Geschlechtsverkehr hat und den Samen des Mannes empfängt. Man könnte es auch so ausdrücken: *Vor* der Zeugung, bei der Bildung der Eizelle, findet eine Durchmischung der großelterlichen (!) Gene des künftigen Menschen statt. Die Bildung der Eizelle und die dabei stattfindende Gendurchmischung möchte ich als *ersten Zufallsakt* bei der Entstehung eines neuen Menschen bezeichnen.

Doch der zweite folgt sogleich. Denn in den Hoden des Mannes spielt sich ein ganz ähnlicher Prozess ab. Bei der Bildung der Samenzellen werden nämlich die Gene von der Mutter und vom Vater des Mannes auf ganz ähnliche Weise zufällig durchmischt. Somit hat auch jede einzelne Samenzelle 23 000 Gene.

Erst der *dritte Zufallsakt* bei der Entstehung eines neuen Menschen ist die Zeugung selbst. Hierbei ist das Resultat so komplett unvorhersehbar, dass es nur als Zufall bezeichnet werden kann. Sind aber Eizelle und Samenzelle einmal miteinander verschmolzen und haben dabei ihre beiden 23 000er-Gensätze zu einem *neuen 46 000er-Gensatz* vereinigt, dann sind die Zahlen gezogen, dann steht der Genotyp des neuen Menschen ein für allemal fest. Und genau das ist die Ausgangssituation bei der Entdeckung unseres genetischen Ichs! Dies war eine kurze Beschreibung dessen, was bei der Zeugung eines Menschen geschieht. Naturwissenschaftler wären aber keine Naturwissenschaftler, wenn sie sich mit solchen Analogien zufriedengegeben hätten.

Bei der Entstehung eines neuen Menschen wird dreimal genetisch gewürfelt: Bei der Eizellbildung, bei der Samenzellbildung und bei der Vereinigung von Ei- und Samenzelle.

---

* Die biologisch Versierteren mögen mir verzeihen, dass ich an dieser Stelle wiederum vereinfache und Dinge wie Crossing over weglasse.

1953 – das historische Jahr für die Genforschung

Im Laufe des 19. Jahrhunderts einigte man sich darauf, dass alle lebenden Organismen auf der Erde aus Zellen aufgebaut sind, die man schon 200 Jahre zuvor entdeckt hatte, und zwar mit Hilfe der ersten tatsächlich funktionierenden Mikroskope. Im 19. Jahrhundert entdeckte man nun die Grundstruktur einer Zelle, bestehend aus Zellkern, Zellplasma und Zellmembran. Und erst heute wissen wir, dass sich dahinter hochkomplexe Mini-Chemiefabriken verbergen, mit einer zentralen Steuerungseinheit. Zu Darwins und Mendels Zeiten war das »Prinzip Zelle« also schon bekannt, hat bei diesen beiden Herren offensichtlich aber keinen bleibenden Eindruck hinterlassen. Die Frage, wo die von beiden implizierte Erbsubstanz saß und wie sie biochemisch aussah, erhitzt, aber schon wenige Jahre später, nach ihren legendären Veröffentlichungen die Gemüter.

Bis 1953 (*dem* historischen Jahr in der Genforschung) gab es in der Wissenschaft viel Hin und Her um die Fragen, wo die Erbsubstanz säße und wie sie biochemisch aussähe. Die Details dieser Forschungen würden den Rahmen dieses Buches sprengen, deshalb sei hier nur kurz zusammengefasst, was man bis zum Jahr 1953 geklärt hatte:

- Die Erbsubstanz sitzt im Zellkern.
- Sie ist zu Paketen zusammengeschnürt, die man Chromosomen nennt.
- Der Sitz der Erbinformationen in diesen Chromosomen sind nicht etwa Eiweiße, sondern er ist ein langes, fadenartiges Molekül, genannt Desoxyribonukleinsäure, kurz DNS (heute sagen wir DNA für desoxyribonucleic acid).

Was aber geschah im Jahr 1953, das diese ja nicht ganz unwichtigen Erkenntnisse noch übertreffen konnte?

Die Entdeckung der Doppelhelix

Am 25. April 1953 erschien in der Zeitschrift Nature ein Artikel mit dem unspektakulären und ein wenig holprigen Titel: »Molecular Structure of Nucleic Acids; a Structure for Deoxyribose Nucleic Acid« (zusammengefasst übersetzt: »Eine Struktur für die Desoxyribonukleinsäure«). Die Autoren dieses Artikels waren ein gewisser James D. Watson, damals 25 Jahre alt, und ein gewisser Francis H. C. Crick, immerhin schon knapp 37 Jahre alt. Beide hatten sich bis dahin wissenschaftlich nicht gerade hervorgetan, der eine, weil er ganz einfach noch zu jung dafür war, der andere, weil er seine Zeit mit eher uninteressanten Experimenten zur Struktur von Proteinen verbracht hatte. Watson hatte Crick davon überzeugen können, dass er sich aus seiner bisherigen Forschungssackgasse herausbewegen und sich – gemeinsam mit ihm – einem neuen Thema widmen solle: der Aufklärung der DNA-Struktur! Dabei waren die beiden auf diesem Gebiet nicht besonders bewandert, vor allem was eigene Forschungsergebnisse anging. Keinesfalls galten sie in Wissenschaftlerkreisen als große Koryphäen, ganz im Gegenteil: Von einem ihrer Kollegen, dem renommierten Chemiker Erwin Chagaff, wurden sie sogar abfällig als »wissenschaftliche Clowns« bezeichnet. Und auch nach ihrem Entschluss, die DNA-Struktur aufzuklären, näherten sie sich dieser Aufgabe weniger, indem sie eigene Experimente durchführten, als vielmehr, indem sie die Forschungsergebnisse anderer Arbeitsgruppen einer genauen Betrachtung unterzogen.

Ihre Genialität lag nun aber ganz offensichtlich darin, daraus genau die richtigen Schlüsse zu ziehen. Und so bastelten sie auf der Basis von Röntgenstrukturanalysen und biochemischen Resultaten anderer im Jahr 1953 ein chemisches Modell aus Metallkugeln und Draht, das die wissenschaftliche Welt, und nicht nur diese, revolutionieren sollte: das Modell der DNA-Doppelhelix. In den folgenden Jahren und Jahrzehnten hat dieses Modell allen nur denkbaren wissenschaftlichen Überprüfungen standgehalten und darf mit Fug und Recht als die Basis der modernen Genetik bezeichnet werden. Folgerichtig erhielten Watson und Crick 1962 den Nobelpreis, die höchste Auszeichnung, die einem Wissenschaftler zuteil werden kann.

Wie entstehen bei der Zellteilung zwei genetisch identische Zellen?

Was aber ist das Besondere an Watsons und Cricks DNA-Modell? Was besagt es? Nun, die fadenartige Struktur der Erbsubstanz war schon vorher bekannt. Man wusste im Prinzip auch, dass dieser Faden vereinfacht gesagt aus einer etwa zwei Meter (!) langen Kette von sogenannten Basen besteht. Diese Basen sind die Buchstaben des genetischen Alphabets. Abgekürzt heißen diese Basen A, T, G und C.

Das genetische Alphabet hat also nur vier Buchstaben! Jedes Gen, jede Proteinbauanleitung besteht aus einer Sequenz von ein paar tausend dieser vier verschiedenen Buchstaben. Einfach gesprochen: »ATGCGGTTCCATAGC…« bedeutet etwas anderes als »TTG-CAAATGCAAACG…«, und das bedeutet wieder etwas anderes als »CCTTTAAGCTATACAT…« usw. Es ist nicht schwer vorstellbar, dass auf diese Weise problemlos 2 x 23 000 verschiedene Gensequenzen, entsprechend 2 x 23 000 verschiedenen Bauanleitungen für Proteine, gebildet werden können.

Watson und Crick haben nun gezeigt, dass die DNA nicht aus einem Strang von Basen besteht, sondern aus einem *Doppel*strang. Und dieser Doppelstrang ist nicht gestreckt, sondern spiralig aufgedreht wie eine Wendeltreppe. Daher der Name DNA-Doppelhelix (gr. *helix* = Spirale). Mit diesem Konzept konnte man endlich erklären, wie sich Zellen teilen und dabei ihre gesamte genetische Information an die Tochterzellen weitergeben können. Denn die Basensequenz des einen Strangs ist spiegelbildlich auch im anderen Strang enthalten: Die beiden Stränge sind verbunden wie ein Reißverschluss, wobei jeder Basenbuchstabe einen spiegelbildlichen Buchstaben auf dem anderen Strang hat. A paart sich immer mit T, und C paart sich immer mit G. Bevor sich eine Zelle teilt, macht sie diesen Reißverschluss auf und die zwei nackten Einzelstränge holen sich sofort ihre spiegelbildlichen Basenpartner. Das Resultat: zwei neue und komplett identische Doppelstränge. Danach »knäulen« sich diese beiden Doppelstränge jeweils zusammen und bilden die schon erwähnten DNA-Pakete, die wir Chromosomen nennen. Die Zelle ist jetzt bereit, sich zu teilen.

Ein Blick in den Zellkern

Lassen Sie mich das noch einmal plastisch beschreiben. Stellen Sie sich vor, wir befinden uns im Sinkflug auf einen menschlichen Körper und fliegen schließlich in seine Zellen hinein. Wir nähern uns der Haut, die von weitem wie eine homogene Oberfläche aussieht. Wir dringen in die Haut ein und beginnen, die einzelnen Zellen voneinander zu unterscheiden. Wir durchstoßen die Membran einer Zelle und gleiten durch das Zellplasma, wo allerorten Proteine ihren Dienst tun. Da werden Straßen aus röhrenförmigen Proteinen gebaut, da wird Zucker aus der Nahrung verstoffwechselt und in Energie umgewandelt, da wird Zellschutt aus der Zelle hinausbefördert. Im Zentrum der Zelle sehen wir den Kern liegen, der ebenfalls von einer eigenen Membran umgeben ist. Durch eine kleine Kernpore schlüpfen wir hinein und erblicken plötzlich 46 aus feinen Fäden gebildete Knäuel. Wir erkennen in ihnen die Chromosomen und wissen, dass 23 von ihnen von der Mutter und 23 vom Vater dieses Menschen stammen. Von Neugier angetrieben wagen wir uns in das Dickicht eines solchen Fadenknäuels und stellen fest, dass es sich nicht um einen Faden, sondern um zwei Fäden handelt, die reißverschlussartig miteinander verbunden und wendeltreppenartig umeinander verdreht sind. Kein Zweifel: Bei diesem Doppelfaden handelt es sich um die DNA-Doppelhelix. Wir fliegen ganz dicht an sie heran und sehen, dass die beiden Fäden eigentlich Ketten sind, die aus kleinen Molekülen bestehen, welche wir als unsere vier Basen A, T, G und C erkennen. Wir fliegen an einer solchen Kette entlang und bemerken, dass sich einige charakteristische Basenseqenzen in regelmäßigen Abständen wiederholen: die Anfangs- und die Endmarkierung der einzelnen Gene. An einigen Stellen ist der DNA-Doppelstrang nackt und bloß. Hier werden die Gene, bzw. die Bauanleitungen eifrig abgelesen, und die entsprechenden Proteine bilden sich. Diese nackten Gene bezeichnen wir als aktiv, also angeschaltet. Andere Gene sind von speziellen Proteinen umhüllt wie ein Körper von einem feinen Stoff. Diese Gene sind inaktiv, also ausgeschaltet. Die von ihnen kodierten Proteine werden von dieser Zelle nicht gebildet.

Und so beginnen wir zu verstehen, wie ein im Grunde doch recht

Stellen wir uns vor, mit einem Mini-U-Boot in den Zellkern einzutauchen: Dort entdecken wir zwei gewundene Molekülketten: die DNA-Doppelhelix, unsere Erbsubstanz.

einfach aufgebauter Doppelfaden derart komplexe Vorgänge steuern kann. Vorgänge, die für das Überleben und die ungestörte Funktion einer Zelle, ja eines ganzen Organismus und damit auch unserer selbst essenziell sind. Oder, um es mit den Worten von James Watson auszudrücken: »Wir waren daran gewöhnt zu glauben, dass unser Schicksal in den Sternen liegt. Jetzt wissen wir: Zu einem großen Teil liegt unser Schicksal in unseren Genen.«

Gene der Umwelt –
du wirst, was du bist!

4 »Warum eigentlich Gene *oder* Umwelt?«, möchte ich gleich zu Anfang dieses Kapitels provokativ fragen. Gerade in Deutschland haben wir die Tendenz, bei wichtigen Fragen schwarz-weiß zu malen, unversöhnliche Fronten zu bilden und uns damit immer wieder selbst im Wege zu stehen. In meinen vorangegangenen Büchern »Besser leben, länger leben« und »Stress-Intelligenz« habe ich das bei der Frage der Hormongabe nach den Wechseljahren schon diskutiert und dabei festgestellt, dass wir hier fast ausschließlich erbitterte Gegner oder enthusiastische Befürworter einer solchen Therapie finden. Dabei sieht die Realität vollkommen anders aus: Es gibt *sowohl* einen klar definierten Nutzen einer solchen Therapie *als auch* gut bekannte Risiken. Wir müssen also in jedem einzelnen Fall individuell zwischen beidem abwägen und die bestmögliche Entscheidung zugunsten der betreffenden Frau fällen. Ähnlich verhärtet und ideologisch noch überfrachteter ist die Diskussion um die Frage, ob der Mensch das Resultat seiner Gene oder im Wesentlichen durch seine Umwelt geprägt ist. Als wäre nicht beides möglich.

Ich bin davon überzeugt, dass die Gene ein entscheidendes Wörtchen mitzureden haben, wenn es um unsere Gesundheit, unseren Charakter und damit auch um unser Schicksal geht.

Interessanterweise sind sehr häufig diejenigen, die den genetischen Einfluss auf unser Leben weitgehend verneinen, gleichzeitig die schärfsten Kritiker der Gentechnik und warnen gerne vor Designer-Menschen und sonstigen Homunculi. Das ist ein offensichtlicher Widerspruch: Wenn die Gene tatsächlich kaum eine Rolle spielten, dann müsste auch die Gentechnik ein zu belächelndes Randgebiet sein, würde sie sich doch mit unerheblichen Einflussgrößen auf unser Leben beschäftigen. Ist die Gentechnik aber ernst zu nehmen – und das bezweifelt heute niemand, der einigermaßen mit der Materie vertraut ist –, dann sind auch die Gene ernst zu nehmen. Dieses Buch wurde in der Überzeugung geschrieben, dass die Gene tatsächlich ein entscheidendes Wörtchen mitzureden haben, wenn es um unsere Gesundheit, unseren Charakter und damit auch um unser Schicksal geht.

Gleichwohl entfernen wir uns immer weiter von einem genetischen Determinismus, demzufolge wir – nachdem die Zahlen des genetischen Lottos einmal gezogen sind – quasi wie auf Schienen durchs Leben fahren und weder nach links noch nach rechts abbiegen können. Wenn wir schon einen Fahrzeugvergleich anstellen wollen, dann wäre in der Tat das Auto die bessere Analogie als die Eisenbahn: Wir können damit (fast) überall hinfahren, allerdings nur so schnell, so komfortabel und mit so viel Gepäck, wie der Fahrzeugtyp es hergibt. Auf den Menschen übertragen, hieße das z.b.: Jeder kann Musiker werden. Wenn er sich anstrengt, sogar ein recht passabler. Um ein Mozart zu werden, bedarf es aber eben schon einer besonderen Genkonstellation.

Die Frage ist also nicht, ob Gene oder Umwelt, sondern wie viel Gene und wie viel Umwelt. Aber auch hier sollten wir uns vor einer pauschalen Antwort hüten. So scheinen bestimmte Charakterzüge wie Schüchternheit sehr stark genetisch geprägt zu sein, wahrscheinlich sogar zu mehr als 50 Prozent. Bei der Gesundheit gilt hingegen mittlerweile der Lebensstil als wichtiger als die Gene und macht schätzungsweise 70 Prozent aus. Wir werden darauf in den kommenden Kapiteln näher eingehen.

Was ist der Gen-Dimmer?

Noch wirklichkeitsgetreuer ist es, wenn wir uns vorstellen, dass unsere Gene uns für alle Eigenschaften einen gewissen *Spielraum* vorgeben, innerhalb dessen wir uns bewegen können. Der Spielraum wäre dann beispielsweise beim Merkmal »Schüchternheit« kleiner als beim Merkmal »Herzinfarktrisiko«. Ein anschauliches Beispiel ist der Intelligenzquotient (IQ). Aus dem bisher Gesagten geht hervor, dass es töricht wäre, zu behaupten, der IQ sei ausschließlich durch die Erziehung bedingt. Auch wäre es unsinnig, davon auszugehen, dass ein bestimmter IQ, sagen wir 120, genetisch exakt festgelegt sei. Vielmehr geben uns die Gene einen Spielraum vor, innerhalb dessen sich der IQ bewegen kann. Diese Spanne liegt in der Größenordnung von 30 bis 40 IQ-Punkten. Auf diese Weise kann jemand mit einem genetisch vorgegebenen IQ im Bereich zwischen 100 und 140 in seinem Leben einen höheren IQ erreichen als jemand, dessen genetischer IQ-Bereich zwischen 120 und 160 liegt!

Wir beginnen inzwischen zu verstehen, auf welche Weise eine solche »Spanne« genetisch vorgegeben werden kann. Dazu müssen wir etwas präzisieren, was wir im letzten Kapitel über angeschaltete und ausgeschaltete Gene gesagt haben. Hier ist nämlich kein molekularer An-und-aus-Schalter am Werk, sondern eher eine Art kontinuierlicher Regler. Gene werden also nicht an- und ausgeknipst wie das Licht mit einem herkömmlichen Lichtschalter, sondern herauf- und herunterreguliert wir mit einem modernen Dimmer. Und genau hier liegt unsere Chance! Zwar können wir die Struktur unserer Gene, also die Abfolge der Basen nicht beeinflussen. Diese Basensequenz ist nach den drei Zufallsakten, also der Eizellbildung, der Samenzellbildung und der Verschmelzung beider Zellen, unwiderruflich festgeschrieben. Sehr wohl können wir allerdings beeinflussen, in welchem Ausmaß bestimmte Gene abgelesen werden, also wie viel des betreffenden Proteins aus einer Bauanleitung produziert wird. Wir sind unseren Genen tatsächlich nicht ohnmächtig ausgeliefert, sondern können am Gen-Dimmer drehen, um ein günstiges oder ein weniger günstiges Ablesemuster zu erzeugen. Fast alle Vorgänge in unserem Gehirn und in unserem Körper, auf die wir Einfluss haben, lassen sich auf diese Weise regulieren. Wir werden in diesem Buch noch öfter auf diesen Gen-Dimmer zurückkommen, denn er verkörpert das Grundverständnis einer modernen Genetik, bei der es eben weder um Leugnung genetischer Einflüsse noch um in Stein gemeißelte Gen-Verehrung geht. Nein, wir sind unseren Genen nicht ausgeliefert, sie bilden nur eine Vorlage. Ausgestalten dürfen wir sie selbst!

Wir sind unseren Genen nicht ausgeliefert, sie bilden nur eine Vorlage.
Ausgestalten dürfen wir sie selbst!

Genetik versus Gen-Ethik

5 Thema dieses Buches ist nicht die Frage, was wir auf dem Gebiet der Gentechnik dürfen und was nicht. Nach der Lektüre soll jeder wissen, was es mit der Genetik in Grundzügen auf sich hat und was sie für sie oder für ihn persönlich bedeuten kann. Es geht, wie eingangs schon gesagt, nicht um die Gene der anderen, sondern um unsere eigenen, über die wir ja die ethische Oberhoheit besitzen sollten. Da man sich in den Augen so manches Zeitgenossen bereits schuldig macht, wenn man das Wort Genetik überhaupt nur in den Mund nimmt und nicht im gleichen Atemzug den Teufel an die Wand malt, möchte ich an dieser Stelle ein wenig Licht in die gegenwärtige Diskussion bringen. Denn diese Diskussion ist in der Öffentlichkeit weitgehend dadurch geprägt, dass Begriffe in einen Topf geworfen werden, die überhaupt nichts miteinander zu tun haben. Vor allem wird der elementare Unterschied zwischen Gen*diagnostik* und Gen*manipulation* gerne ignoriert. Beides beinhaltet einen erheblichen ethischen Zündstoff, doch dieser ist eben sehr unterschiedlicher Natur.

Was ist Gendiagnostik?

Bei der Gendiagnostik wird die Struktur eines oder mehrerer Gene lediglich analysiert, nicht jedoch verändert. Meist geschieht das heute, indem aus Körperzellen, z. B. aus der Haut oder aus dem Blut, die gesamte DNA isoliert und die Basenfolge des interessierenden Gens bestimmt wird. Man spricht auch von »Sequenzieren«. Auf diese Weise wird die genaue Buchstabenfolge des Gens aufgeklärt (»ATG-GCGGAAT…« usw.). Eine einzige Zelle, gleich welcher Herkunft, reicht aus, um eine solche Analyse durchzuführen. Ethisch entscheidend sind dabei die folgenden drei Fragen:
1. Mit welcher Absicht wird diese Diagnostik durchgeführt?
2. Wer erfährt von dem Testergebnis?
3. Welche Konsequenzen werden aus diesem Ergebnis gezogen?

Mit Hilfe von Gendiagnostik Verbrechen aufklären

Stellen wir uns vor dem Hintergrund dieser drei Fragen nun einmal folgendes Szenario vor: An einem Winterabend gegen sechs Uhr – es ist bereits stockdunkel – verabschiedet sich ein zwölfjähriges Mädchen, nennen wir sie Janina, von ihrer Freundin. Die beiden haben zusammen den Nachmittag verbracht und die neueste CD ihrer Lieblingsband gehört, nun fährt Janina mit dem Fahrrad nach Hause, ins drei Kilometer entfernte Nachbardorf. Auf halber Strecke wird sie von einem Auto überholt, das kurz darauf scharf rechts heranfährt. Die Lichter des Wagens erlöschen, ein Mann steigt aus und stellt sich Janina direkt in den Weg. Sie versucht auszuweichen, doch der Mann packt sie, reißt sie vom Fahrrad herunter, zerrt sie ins Gebüsch neben der Straße und vergeht sich auf die brutalste Weise an ihr. Nach einer halben Stunde lässt er sie schließlich im Gebüsch liegen. Janina atmet gerade noch, hat schwere innere Verletzungen und ist übersät mit blauen Flecken. Erst am nächsten Morgen fällt einem Lehrer von Janinas Schule, der gerade zur Arbeit fährt, eine aus dem Gebüsch hervorschauende Hand auf. Der Lehrer hält an und findet das schlimm zugerichtete Mädchen. Sofort alarmiert er die Polizei und den Notarzt. Der stellt fest, dass das Mädchen schwer verletzt und zudem massiv unterkühlt ist, aber gerade eben noch lebt. Mit Blaulicht wird Janina ins Krankenhaus gebracht. Nur mit maximalem intensivmedizinischem Aufwand gelingt es, sie am Leben zu halten. Das ganze Dorf ist geschockt und erleichtert zugleich. Drei Wochen verbringt Janina auf der Intensivstation. Nach weiteren vier Wochen kann sie das Krankenhaus verlassen, körperlich fast wieder gesund. Es bleibt jedoch fraglich, ob sie jemals wird Kinder bekommen können, und das schwere psychische Trauma wird sicher ihr ganzes Leben prägen. Die Polizei sucht fieberhaft nach dem brutalen Vergewaltiger, doch niemand hat die Tat beobachtet, und auch Janina hat aufgrund der zur Tatzeit herrschenden Dunkelheit das Gesicht des Verbrechers nicht erkennen können. Doch in Janinas Körper und auf ihrer Kleidung hat der Mann biologische Spuren hinterlassen, darunter auch sein Sperma. Da es sich bei der DNA um ein sehr haltbares Molekül handelt, kann diese noch am nächsten Tag aus dem Sperma gewonnen und analysiert werden. Auf diese Weise wird der genetische Fingerabdruck des Täters ermittelt. Außer bei eineiigen Zwillingen gibt es auf diesem Planeten keine zwei Menschen, die exakt die gleiche Basensequenz in ihrer DNA aufweisen. Nun verpflichtet die Polizei alle Männer in einem bestimmten Umkreis von Janinas Heimatort, vorstellig zu werden und eine Speichelprobe abzugeben. Wohl oder übel müssen alle Männer dieser Aufforderung Folge leisten, um sich nicht von vorneherein verdächtig zu machen. In einem Genlabor werden die DNA-Proben der Männer mit dem bei Janina festgestellten Muster verglichen. Probe 843 bringt das gesuchte Ergebnis: Die untersuchten Sequenzen sind deckungsgleich mit denen der am Opfer sichergestellten DNA. Der junge Mann, ein Klempner aus dem Nachbardorf, wird einem intensiven Verhör unterzogen, in dem er die Tat gesteht, nicht zuletzt unter dem Eindruck dieser erdrückenden Beweislast.

Wenn wir uns nun an die eingangs gestellten Fragen erinnern, so fällt es uns in diesem Fall leicht, sie zu beantworten, ohne den geringsten ethisch begründeten Zweifel zu empfinden.

1. Mit welcher Absicht wird die Diagnostik durchgeführt? – Um einen Gewaltverbrecher zu finden und zu überführen.

2. Wer erfährt von dem Testergebnis? – Die Polizei, der Täter, das Opfer und seine Angehörigen, schließlich auch die gesamte Öffentlichkeit.

3. Welche Konsequenzen werden aus diesem Ergebnis gezogen? – Der Täter wird identifiziert, er gesteht und wird rechtskräftig verurteilt.

Die Abscheu, die wir vor einer solchen Tat empfinden, lässt ethische Bedenken, die wir vielleicht sonst gegenüber »verordneten« DNA-Tests hätten, in den Hintergrund treten. Die Verhältnismäßigkeit der Mittel bleibt fraglos gewahrt. Und tatsächlich wären schon bis heute viele schwere Verbrechen unaufgeklärt geblieben (schätzungsweise zehn bis 15 Prozent), hätte man nicht die DNA-Analytik eingesetzt. Es bleibt die berechtigte Frage, was mit den DNA-Proben der anderen, im Nachhinein eindeutig unschuldigen Männer geschieht. Sie könnten ja zum Aufbau einer DNA-Bank verwendet werden, um sich in anderen Fällen den Aufwand der Probengewinnung zu sparen oder um vielleicht sogar geringfügigere Delikte aufzuklären. So etwas ist bisher nicht erlaubt, doch durchaus Gegenstand wiederkehrender Expertendiskussion.

Dennoch steht fest, dass zum Einsatz der DNA-Analyse bei der Aufklärung von Kapitalverbrechen ein grundsätzlicher gesellschaftlicher

Konsens besteht. Aufgrund der Erfolge dieser Technologie haben wir uns ein Stück von ihrer generellen Verteufelung entfernt!

Die Möglichkeiten der Präimplantationsdiagnostik

Ein ganz anderes Szenario könnte so aussehen: Die Zelle, die genetisch untersucht werden soll, stammt von einem aus wenigen Zellen bestehenden Embryo, der *in vitro*, also im Reagenzglas gezeugt wurde. Katrin und Michael, die Eltern dieses derzeit noch weitgehend potenziellen Menschen, sind auf zweierlei Weise belastet: Zum einen kann Katrin nicht auf natürlichem Wege schwanger werden und muss daher den belastenden Weg der künstlichen Befruchtung gehen. Zum anderen ist Michael Genträger für eine seltene Erbkrankheit, die Chorea Huntington. Diese Krankheit wird bei ihm mit einer hohen Wahrscheinlichkeit im Alter von 30 bis 40 Jahren ausbrechen und zu einem fortschreitenden Verlust seiner Bewegungsfähigkeit und seiner geistigen Leistungsfähigkeit führen. Außerdem tragen 50 Prozent seiner Samenzellen das veränderte Gen. Bevor sich Katrin nun einige der in vitro aus ihren Eizellen und dem Samen ihres Mannes gezeugten Embryos in ihre Gebärmutter einpflanzen lässt, würden die beiden gerne wissen, dass diese Eizellen das besagte Gen nicht abbekommen haben, ganz einfach, um ihrem Kind nicht unnötigerweise den schweren Ballast mit auf den Weg zu geben, den Michael schon seit vielen Jahren trägt. Sie haben sich also entschlossen, eine sogenannte Präimplantationsdiagnostik durchführen zu lassen.

Dem Embryo wird eine einzige Zelle entnommen. Daraus wird die Erbsubstanz isoliert, und die Sequenz des betreffenden Gens wird untersucht. Obwohl die beiden aus der Nähe von Stuttgart kommen, wird diese Untersuchung in einer Klinik im niederländischen Leiden durchgeführt, denn die Präimplantationsdiagnostik ist in Deutschland verboten. Das erscheint in diesem Fall zunächst wie Hohn, vor allem wenn man weiß, dass der Embryo später noch abgetrieben werden dürfte (auch in Deutschland!), wenn ein Gentest an Zellen, die bei einer Fruchtwasseranalyse gewonnen wurden, die Anlage für diese schlimme Erkrankung anzeigt. Wenn man aber etwas weiter denkt, wird man feststellen, dass unsere drei Fragen hier ethisch nicht so eindeutig zu beantworten sind wie im Fall des Vergewaltigers im vorherigen Beispiel:

1. Mit welcher Absicht wird die Diagnostik durchgeführt? – Um zu verhindern, aus dem Embryo einen Menschen mit einem hohen Risiko für eine schwere Erkrankung werden zu lassen. Daran schließen sich jedoch zweifelnde Fragen an: Ja, aber wie hoch ist dieses Risiko? Wann tritt diese Erkrankung überhaupt auf und sind die Lebensjahre bis dahin etwa nicht lebenswert? Und die wichtigste Frage: Was heißt überhaupt »Krankheit«? Bei der Chorea Huntington mag das ja noch eindeutig sein, aber drohen die Grenzen zwischen »krank« und »unerwünscht« nicht über kurz oder lang zu verschwimmen? Landen wir auf diesem Wege nicht zwangsläufig bei nach Geschlecht, Haarfarbe und möglicherweise sogar Charaktereigenschaften selektierten Embryonen?

2. Wer erfährt von dem Testergebnis? – Der Arzt und die Eltern. Hier liegt in diesem Fall nicht das Problem.

3. Welche Konsequenzen werden aus diesem Ergebnis gezogen? – Nur Embryonen, die den genetischen Defekt nicht tragen, werden übertragen. Die Embryonen, die den Gendefekt tragen, und auch die gesunden »überschüssigen« Embryonen werden entsorgt. Ist das Mord?

Die Fragen sind hier bewusst provokativ gestellt. Ich selbst halte eine unter strengen Auflagen durchgeführte Präimplantationsdiagnostik zwar insgesamt für vertretbar und sinnvoll, möchte aber mit diesem Beispiel andeuten, wie schwierig und vielfältig die ethische Diskussion zur Gendiagnostik mitunter sein kann. Wir sollten sie aber nicht einigen wenigen Experten überlassen, dafür ist sie zu wichtig!

Gendiagnostik im Rahmen der medizinischen Vorsorge

Im dritten Szenario soll es um Sie selbst gehen. Stellen Sie sich vor, Sie haben einen Vorsorge-Check-up durchführen lassen, bei dem man Sie buchstäblich auf Herz und Nieren untersucht hat. Bis auf einen leicht erhöhten Cholesterinwert hat man nichts gefunden, weder bei den Blutuntersuchungen noch im Ultraschall noch beim Belastungs-EKG oder beim Haut-Check. Frohen Mutes verlassen Sie die Arztpraxis, um Ihr gewohntes Leben wiederaufzunehmen, vielleicht mit der Idee, sich nunmehr etwas mehr zu bewegen und die eine oder andere Cholesterin-Sünde wegzulassen. Drei Wochen später jedoch ruft der Arzt bei Ihnen an und bittet Sie zu einem erneuten Gespräch. Die Ergebnisse des Gentests seien eingetroffen. Sie erinnern sich: Im Fragebogen, den Ihnen der Arzt damals ausgehändigt hatte, war auch von einem Test die Rede gewesen, bei dem die wichtigsten Risikogene für Herzinfarkt, Schlaganfall und verschiedene Krebsarten untersucht werden sollten. Sie haben das angekreuzt. Für diesen Test musste lediglich ein Röhrchen Blut zusätzlich abgenommen werden, das haben Sie gar nicht gemerkt. Nun also der Anruf des Arztes, um das Ergebnis zu besprechen.

Etwas mulmig ist Ihnen schon, als Sie die Praxis erneut betreten. Schließlich geht es nicht um eine Momentaufnahme wie bei den vorherigen, »klassischen« Untersuchungen. Nein, hier soll Ihnen auch so etwas wie Ihr zukünftiges Schicksal vorausgesagt werden. Die Miene des Arztes beim Eintreten verrät nichts, Sie suchen nach Spuren von Mitleid oder Betroffenheit in seinem Gesicht, doch dort ist nur professionelle Freundlichkeit. Nach den allgemeinen Begrüßungsformeln beginnt der Arzt das Gespräch mit den Worten: »Wir haben bei Ihnen die 50 wichtigsten Risikogene für Herzinfarkt, Schlaganfall und verschiedene Krebsarten untersucht.« Das war Ihnen bereits bekannt, Sie reagieren nicht. Der Arzt setzt seine Lesebrille auf und fährt fort: »Dabei haben wir festgestellt, dass Sie in vier von zehn untersuchten Herzinfarkt- und Schlaganfallgenen eine nicht so optimale Gensequenz besitzen, in den anderen sechs hingegen eine ideale.« Sie schauen den Arzt fragend an. »Das bedeutet, dass Sie ein mittelgradig erhöhtes Risiko für diese Erkrankungen haben. Bei den Krebserkrankungen waren lediglich zwei Darmkrebsgene unvorteilhaft, was auf ein leicht erhöhtes Darmkrebsrisiko schließen lässt.« »Bedeutet das jetzt, dass ich einen Herzinfarkt und einen Schlaganfall bekomme und dazu wahrscheinlich auch noch Darmkrebs?«, fragen Sie einigermaßen beunruhigt.

Und damit sind wir mitten in der Problematik, die solchen Gentests innewohnen kann, wenn sie nicht hochprofessionell durchgeführt werden. Dabei ist nicht nur die Qualität der Analyse gemeint, sondern hochprofessionell heißt in diesem Zusammenhang auch, dass man den Patienten *vorher* darüber aufklärt, was diese Tests aussagen und nicht aussagen können, und wie man mit den Ergebnissen verfährt. Womit wir wiederum bei unseren drei Fragen wären:

1. Mit welcher Absicht wird die Diagnostik durchgeführt? – Um Krankheitsrisiken zu identifizieren, noch bevor allererste Symptome der betreffenden Erkrankung auftreten. Das klingt ethisch zunächst unproblematisch, wenn die absolute Freiwilligkeit gewahrt bleibt, einen solchen Test durchführen zu lassen.

2. Wer erfährt von dem Testergebnis? – Der Arzt und der Patient. Ein sich abzeichnendes Problem ist allerdings das Interesse von Dritten an solchen Ergebnissen. Private Krankenversicherungen oder Lebensversicherungen beispielsweise wüssten aus naheliegenden Gründen nur zu gern davon. Bezüglich konventioneller Befunde wird der Arzt hier ja auch häufig von der Schweigepflicht befreit. Das Interesse der Versicherungen geht ganz eindeutig dahin, dies auch für genetische Befunde zu erreichen. Noch ist das verboten – zu Recht, wie ich meine –, doch hinter den Kulissen wird bereits heftig darüber diskutiert.

3. Welche Konsequenzen werden aus diesem Ergebnis gezogen? – Eine schwierige Frage. Denken Sie an Erkrankungen, die heute noch kaum verhinderbar sind, der Morbus Alzheimer beispielsweise. Was nützt es, ein zehnfach erhöhtes genetisches Alzheimerrisiko festzustellen, wenn keine praktischen Konsequenzen daraus gezogen werden können? Ich selbst biete daher beispielsweise nur solche Tests an, aus denen man eben solche Konsequenzen ziehen kann, z. B. beim Herzinfarktrisiko (Ernährungsumstellung) oder beim Darmkrebsrisiko (frühzeitige Darmspiegelung). Der Nutzen dieser Tests wird in den nächsten Jahren rasant zunehmen und ist ein Grund, aus dem dieses Buch geschrieben wurde.

Gendiagnostik braucht eine klare Gesetzgebung

Diese Szenarien sollen nur ein kleiner Vorgeschmack auf das sein, was noch kommen wird. Mit einzelnen präventiven Gentests und damit, was sie uns bringen können, wollen wir uns später noch eingehender beschäftigen. Eines möchte ich jedoch an dieser Stelle bereits loswerden: Wir werden diese Technologie nur dann zu unserem eigenen Segen und zum Segen anderer einsetzen können, wenn wir damit keine qualitativen Aussagen verbinden. Will heißen: Wir sind nur dann reif für eine moderne Gendiagnostik, wenn wir sie nicht dafür einsetzen, um Träger bestimmter Gene zu diskriminieren oder zu stigmatisieren. Erfahrungsgemäß wird das nicht ohne eine entsprechende klare Gesetzgebung funktionieren, die auch allerstrengste Datenschutzrichtlinien für diese Art von Diagnostik beinhalten muss. Andernfalls wäre einer Diskriminierung, möglicherweise sogar einem Rassismus ganz neuer Prägung Tür und Tor geöffnet.

Wir sind nur dann reif für eine modernen Gendiagnostik, wenn wir sie nicht dafür einsetzen, um Träger bestimmter Gene zu diskriminieren oder zu stigmatisieren.

Damit eine solche Entwicklung verhindert wird, muss sich in der Bevölkerung aber auch ein gelasseneres Verhältnis zur Genetik an sich herausbilden. Die Genetik muss entdämonisiert werden, um keine neuen Dämonen hervorzubringen. Dazu gehört auch die Einsicht, dass unser aller Bauplan auf diesen 2 x 23 000 Genen beruht und dass *keiner* von uns in allen diesen Genen die optimale Variante zugeteilt bekommen hat. Wir tragen Mixturen aus optimalen und weniger optimalen Gensequenzen in uns. Das macht unsere Verschiedenheit aus und auch die uns allen gemeinsame Verletzlichkeit und Vergänglichkeit. Eine genetisch begründete Diskriminierung wäre vor diesem Hintergrund eines der größten Armutszeugnisse, das wir uns selbst ausstellen könnten.

Die Problematik der Genmanipulation

Abschließend noch ein paar Worte zur Gen*manipulation*, die wir ja weiter oben bereits klar von der Gendiagnostik abgegrenzt haben. Genmanipulation ist natürlich bereits ein äußerst tendenziöser Begriff und impliziert den Eingriff des Menschen in die Natur mit dem beabsichtigten oder unbeabsichtigten Effekt, diverse Monster hervorzubringen. Der Begriff soll im weiteren Verlauf des Buches dann auch keine Rolle mehr spielen, denn es soll uns ja hier um die *Erkenntnis* gehen. Um Erkenntnis darüber, wie Gene unser Leben beeinflussen, und um die Erkenntnis, wer wir selbst genetisch sind. Die *Veränderung* genetischen Materials im Sinne einer Genmanipulation soll uns hier nur insoweit interessieren, wie sie zu einem besseren Verständnis der Genfunktion beiträgt und wie sie das Denken und die Argumentationsfähigkeit auf dem Gebiet der Genetik schärft.

Wo außer in einschlägigen Science-Fiction-Romanen spielt die Manipulation genetischen Materials heute schon eine Rolle? Nun, vor allem in der Forschung und auch in der Herstellung bioidentischer Medikamente. Die moderne Genforschung ist ohne »gentechnisch veränderte Organismen«, wie es im Fachjargon heißt, undenkbar. Das können Bakterien sein, in die man Gene eingeschleust hat, damit sie ein bestimmtes Protein produzieren. Auf diese Weise wird z. b. menschliches Insulin produziert, was deutlich macht, dass diese Technologie längst die Forschungslabors verlassen hat und in großem Stil wirtschaftlich genutzt wird – nicht zum Schaden von Millionen Zuckerkranken, die nun kein artfremdes Insulin mehr spritzen müssen. Aber auch die genetische Veränderung von Säugetieren ist heute an der wissenschaftlichen Tagesordnung. Besonders häufig angewandt wird die sogenannte Knock-out-Technologie. Dabei werden Tiere – meist handelt es sich um Mäuse – gezüchtet, bei denen ein bestimmtes Gen ganz und gar ausgeschaltet worden ist. Anhand der Ausfallerscheinungen lässt sich dann studieren, welche Funktion das betreffende Gen und das daraus resultierende Protein normalerweise haben. Auch das Gegenteil ist möglich: die Züchtung von Mausstämmen, in denen ein bestimmtes Gen besonders stark angeschaltet, also »hochgedimmt« ist. Solche Experimente lassen Rückschlüsse auf die funktionelle Bedeutung dieses Gens zu, was unter anderem in der Verhaltensforschung genutzt wird.

Ist das Klonen von Menschen möglich?

Zu der am heftigsten diskutierten Technologie gehört das Klonen. Hierbei findet insofern eine massive Manipulation des genetischen Materials statt, als einer befruchteten Eizelle der gesamte Zellkern und damit die gesamte Erbinformation entnommen und durch einen anderen Zellkern ersetzt wird. Dieser neue Zellkern stammt aus einer *Körperzelle* eines anderen Tieres. Der Akt der Zeugung mit der Vermischung von mütterlicher und väterlicher DNA findet also nicht statt. Das auf diese Weise erzeugte Tier ist genetisch gesehen identisch mit dem »Zellkernspender«. Schaf Dolly wurde bekanntlich auf diese Weise erzeugt. Auch das Klonen (Wissenschaftler sagen: das Klonieren) von Menschen wird auf diese Art möglich sein, die technischen Hindernisse erscheinen in jedem Fall überwindbar.

Doch gerade Schaf Dolly hat uns gezeigt, warum unsere Angst vor solchen Klon-Menschen nicht allzu groß sein sollte. Außer der Befriedigung des krankhaften wissenschaftlichen Ehrgeizes Einzelner würde eine solche Technologie niemandem etwas nützen. Oder platter ausgedrückt: Das Klonen von Menschen bringt einfach nichts. Schaf Dolly wurde nur halb so alt, wie ein Schaf eigentlich werden sollte. Zum Zeitpunkt seiner Geburt hatte Dolly nämlich schon einen »alten« Zellkern, denn das Schaf, das den Zellkern gespendet hatte, war ja schon ein paar Jahre auf der Welt gewesen. Wer aber hätte Interesse daran, Menschen zu erzeugen, die schneller altern und krank werden? Insofern muss eine solche Technologie zwar selbstverständlich grundsätzlich verboten werden, aber Angst vor einer Anwendung im großen Stil oder gar der Erzeugung von »Klon-Armeen« brauchen wir im Grunde nicht zu haben. Dasselbe gilt für die genetische Manipulation, wie ich sie weiter oben für die Mäuse beschrieben habe. Solche »Knock-out-Mäuse« leiden unter allerlei Krankheiten, die normale Mäuse nicht aufweisen. So gibt es auch hier für den Menschen keinen Markt (was ja in den allermeisten Fällen der Antrieb ist, um eine Technologie in großem Stil voranzutreiben). Zusammengefasst ist die Gen*manipulation* beim Menschen wegen der unkalkulierbaren medizinischen Folgen derzeit aus wirtschaftlicher Sicht uninteressant und wird daher weniger vorangetrieben, als manch einer glaubt. Ein rein wissenschaftliches Interesse an solchen Manipulationen kommt hingegen durchaus vor. Dem ist zumindest in Deutschland durch klare Gesetze vollkommen zu Recht ein Riegel vorgeschoben.

Die Genmanipulation beim Menschen ist wegen der unkalkulierbaren medizinischen Folgen derzeit aus wirtschaftlicher Sicht uninteressant und wird daher weniger vorangetrieben, als manch einer glaubt.

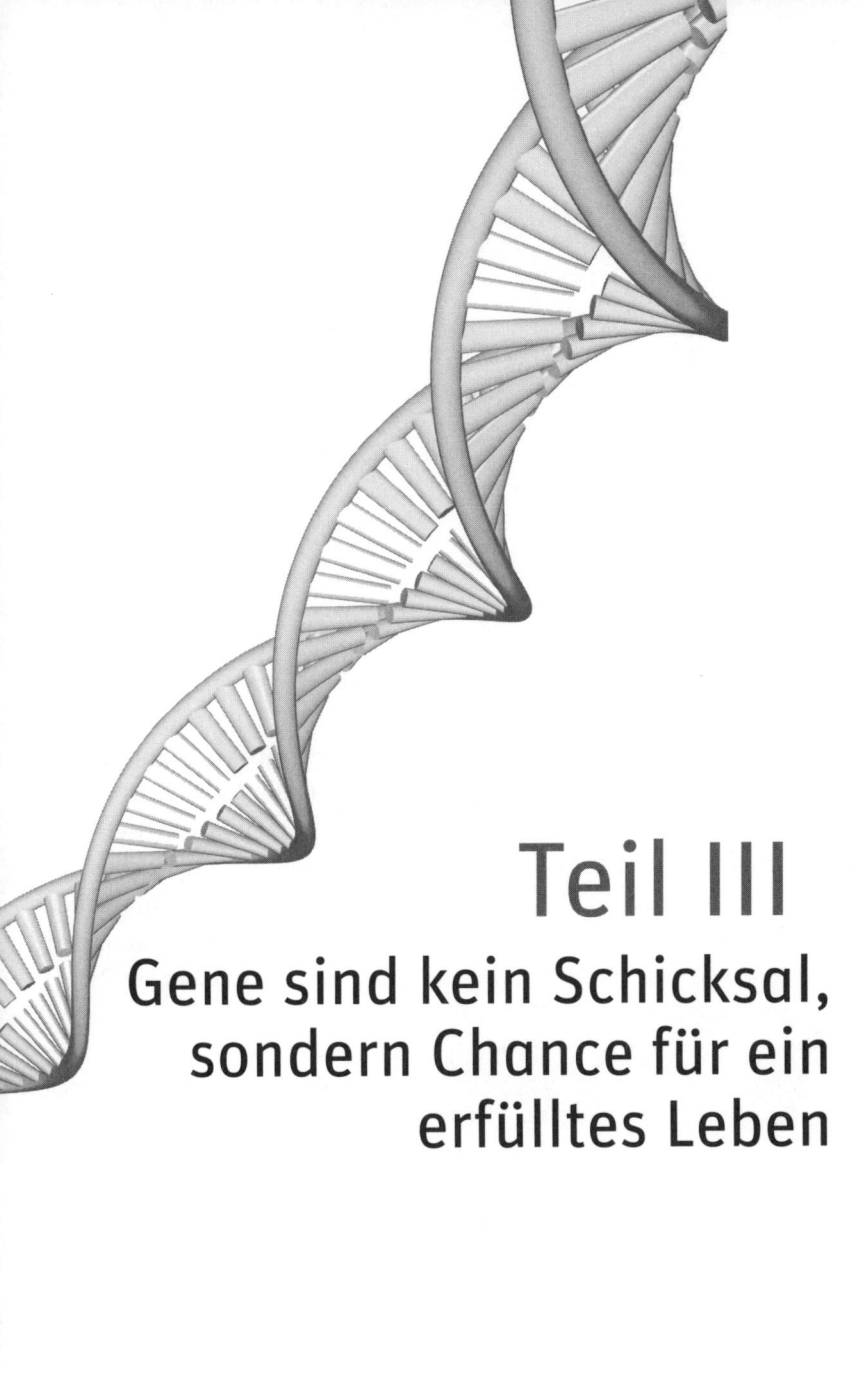

Teil III
Gene sind kein Schicksal,
sondern Chance für ein
erfülltes Leben

Der Traum vom
»Ich kann mir alles leisten«-Gen

6 Während meines Medizinstudiums an der Universität Kiel sagte ein Professor einmal mitten in einer Vorlesung:»Was wir doch eigentlich alle wollen, ist Saufen, Fressen und Rauchen, ohne dass uns etwas passiert.« Dieser Satz ließ ob seiner eher unprofessoralen Diktion viele Studenten plötzlich wieder aufwachen und der Vorlesung mit merklich größerem Interesse als zuvor folgen. Vielleicht war nur das die Absicht des Professors gewesen, denn er ging gar nicht weiter auf seine allgemein als wohltuend empfundene Entgleisung ein und fuhr mit seinem drögen Stoff fort. Vielleicht wollte er aber auch etwas anderes damit sagen. Vielleicht wollte er auf diese derbe Art und Weise einem uralten Wunschtraum der Menschheit und vor allem natürlich auch der Ärzte Ausdruck verleihen: dem Wunschtraum nämlich, eine Art Gesundheitsgarantie zu haben und zu geben, die den Menschen vollkommen immun gegen äußere Einflüsse macht. Völlerei ohne Gewichtszunahme, (exzessiver) Alkoholkonsum ohne Leberzirrhose, Rauchen ohne Lungenkrebs, ungeschützter Sex ohne Aids – man könnte die Liste noch um einige Punkte erweitern.

Pillen, die vor Krankheiten schützen?

Dabei sind tatsächlich Wege vorstellbar, zu einer solchen Immunität zu gelangen. Über zwei dieser Wege wird immer wieder gern diskutiert. Der eine ist eine»Wunderpille«, von den Amerikanern auch »Magic Bullet« genannt. In meinem Buch »Besser leben, länger leben« habe ich über die Suche nach einer solchen Pille berichtet und auch darüber, dass wir wohl nicht damit rechnen können, sie allzu bald in den Händen zu halten. Zu unterschiedlich sind die einzelnen Erkrankungen und zu sehr ist jedes heute bekannte Medikament mit Nebenwirkungen belastet. Dennoch gibt es präventiv wirksame Medikamente, die auch bei Gesundheitsmuffeln wirken und das Risiko reduzieren, einen Herzinfarkt oder einen Schlaganfall zu erleiden. Die modernen Cholesterinsenker (Statine) gehören ebenso dazu wie das Aspirin oder einige Blutdrucksenker. Aber so effektiv sie den genannten Herz-Kreislauf-Erkrankungen vorbeugen, so gering ist ihre vorbeugende Wirkung auf die Entstehung von Krebs. Dort gibt es jetzt erste Ansätze, und zwar bei der Brustkrebsprävention. Durch eine medikamentöse Blockade von Östrogenrezeptoren kann das Brustkrebsrisiko in der Tat deutlich gesenkt werden. Allerdings können heftige Wechseljahrsbeschwerden als Nebenwirkung auftreten. Bei anderen Krebsarten, z. B. der Lunge oder der Bauchspeicheldrüse, fehlen uns solche Ansätze noch völlig. Eines Tages wird es vielleicht einen wirksamen »Präventionscocktail« geben, derzeit führt aber an einer gesundheitsbewussten Lebensweise und der Wahrnehmung aller Früherkennungsmaßnahmen kein Weg vorbei.

Gene, Gesundheit und Langlebigkeit

Das gilt insbesondere, da wir auch beim zweiten möglichen Weg erst am Anfang stehen: dem Weg der Genetik und der Suche nach dem »Ich kann mir alles leisten«-Gen. Auch auf diesem Weg dürfen wir allerdings hoffnungsvoll voranschreiten. Wir wissen nämlich heute, dass es solche Gene grundsätzlich gibt (ich benutze den Plural, denn dass von einem einzigen Gen unsere Resistenz oder unsere Anfälligkeit für alle Krankheiten dieser Welt abhängt, wäre biologisch unsinnig). Woher wissen wir, dass es solche Gene gibt? Nun, einmal aus einem hochinteressanten Zweig der Alternsforschung, den man Hundertjährigen-Forschung nennt. Dabei schaut man sich ganz einfach systematisch die Unterschiede zwischen Menschen an, die dieses biblische Alter erreichen, und solchen, die vorher versterben. Dabei hat man festgestellt, dass der Lebensstil zwar eine ganz entscheidende Rolle spielt, wenn es darum geht, nicht vor dem 80. Lebensjahr zu versterben, sehr alt zu werden, erfordert hingegen vor allem die richtigen Gene. Die 1997 im Alter von 122 Jahren verstorbene Jeanne Louise Calment ist nach wie vor der nachweislich älteste Mensch, der jemals auf der Erde gelebt hat. Da ihr die besagte Wunderpille aller Wahrscheinlichkeit nach nicht zur Verfügung stand (ihr Konzept für ein langes Leben lautete: »eine Zigarette, ein Glas Portwein, keine Schwelgerei«), muss sie mit besonderen, genetisch festgelegten Schutzmechanismen ausgestattet gewesen sein. Allmählich beginnen wir auch zu verstehen, welche Gene es sind, die unser Altern und Krankwerden beschleunigen (»Aging-Gene«) und die es verlangsamen (»Anti-Aging-Gene«).

Ihre Aktivität steigert die Lebensdauer: Sirtuin-Gene

Wegen ihrer kürzeren Lebensdauer und auch wegen der geringeren ethischen Bedenken ist der Zusammenhang zwischen Genen und Krankheit bzw. zwischen Genen und Altern bei sogenannten niederen Tieren zuerst untersucht worden. Hefezellen, Würmer, Fruchtfliegen und auch Mäuse kann man, wie im vorherigen Kapitel erwähnt, genetisch so manipulieren, dass man ein einziges Gen, also die Bauanleitung für ein einziges Protein, ausschaltet (Knock-out-Tiere) oder besonders stark »hochdimmt«. Auf diese Weise kann man viel über die Funktion dieses Gens bei der Entstehung von Krankheiten oder beim Alterungsprozess lernen. Ein berühmtes Beispiel ist das Sir-2-Gen (den Namen muss man sich nicht merken). Aus dem Sir-2-Gen, also der Sir-2-Bauanleitung, wird das Sir-2-Protein gemacht. Das Sir-2-Protein gehört zur Klasse der sogenannten Sirtuine. Dieses Wort wird man sich allerdings merken müssen: Sirtuine gehören zu den interessantesten Molekülen der modernen Biologie und werden von führenden Wissenschaftlern als die heißesten Langlebigkeitsfaktoren überhaupt gehandelt. Warum, werden wir gleich sehen.

Sirtuine gehören zu den interessantesten Molekülen der modernen Biologie und werden als die heißesten Langlebigkeitsfaktoren überhaupt gehandelt.

Fangen wir aber mit einem aufsehenerregenden Experiment an, das an Hefezellen durchgeführt wurde. Sie sind in ihrer Komplexität den tierischen Zellen ähnlicher als z. B. Bakterien, lassen sich sehr einfach in Kultur halten, zwischendurch einfrieren, wenn man sie nicht mehr braucht, und dann wieder auftauen, wenn man weitere Experimente mit ihnen durchführen will. Insgesamt können sie sich aber nur etwa 60-mal teilen, dann sterben sie ab. Bei besagtem Experiment ist nun Folgendes herausgekommen: Schaltet man das Sir-2-Gen ab, können sich die Hefezellen nur noch 40-mal teilen, sie leben also kürzer. Dimmt man das Sir-2-Gen hingegen bis zum Anschlag hoch, teilen sie sich 80-mal, was einer Lebensverlängerung um über 30 Prozent entspricht. Wie Sir-2 das tut, ist nicht genau bekannt, im Wesentlichen scheint es als An- und Ausschalter für andere Gene zu fungieren, die ihrerseits mit DNA-Reparatur und korrekter Zellteilung zu tun haben. Unzweifelhaft jedoch ist, *dass* Sir-2 das Leben von Hefezellen, gemessen an der Zahl der möglichen Teilungen, verlängert. Nun könnte man einwenden, dass das für Biologen recht interessant klingen mag, aber doch wenig mit unsereinem zu tun hat. Vielleicht finden Sie es etwas spannender, wenn ich Ihnen sage, dass sich dieses Experiment auch bei Fadenwürmern, also mehrzelligen Organismen, wiederholen lässt: Sir-2 heruntergedimmt → kurzes Leben, Sir-2 hochgedimmt → langes Leben. Wenn Sie das immer noch nicht hinter ihrem geistigen Ofen hervorlockt, dann interessiert es Sie möglicherweise, dass solche Sir-2-ähnlichen Sirtuine auch bei Säugetieren wie Mäusen und Menschen vorkommen. Und wenn man bei Mäusen bestimmte Sirtuin-Gene hochdimmt, dann bekommen sie weniger Diabetes, weniger Arteriosklerose und leben außerdem auch noch länger als ihre genetisch nicht veränderten Artgenossen! Wahrhaft sensationell sind die Sirtuine aber aus einem ganz anderen Grund ...

Das »Französische Paradox«

In den 90er Jahren des letzten Jahrhunderts machten Epidemiologen, also Wissenschaftler die sich mit der Häufigkeit bestimmter Erkrankungen beschäftigen, die folgende Beobachtung: Überall in Europa fand man einen direkten Zusammenhang zwischen dem Fettkonsum einer Gesellschaft und dem durchschnittlichen Herzinfarktrisiko. In Portugal isst man beispielsweise sehr fettarm, entsprechend niedrig ist auch das Herzinfarktrisiko. Deutschland ist traditionell ein Land mit hohem Fettkonsum. Dies hat ein relativ hohes Herzinfarktrisiko zur Folge. Den höchsten Fettkonsum hatte in der damaligen Analyse Finnland mit über 800 reinen Fettkalorien pro Person und Tag. Nur ein Land ließ diesen direkten Zusammenhang zwischen Fettkonsum und Herzinfarktrisiko vermissen: Frankreich. Schnell war ein Ausdruck gefunden, mit dem man diesen besonderen Status Frankreichs titulierte: »French Paradox«, zu Deutsch: »Französisches Paradox«. Auch in Frankreich wird nämlich traditionell sehr fett gegessen, hinzu kommt die Raucherei, die in Frankreich damals gleichsam noch Teil der Nationalidentität war. Dennoch lag das Herzinfarktrisiko der Franzosen in etwa bei dem der sich fettarm ernährenden Portugiesen. Den Franzosen schien also gelungen zu sein, was mein Professor in Kiel mit seinem markigen Spruch ausdrücken wollte. Inzwischen gibt es ernsthafte Zweifel, ob es dieses »French Paradox« wirklich gibt, einige neuere Studien widersprechen den ursprünglichen Erkenntnissen. So gibt es auch Stimmen, die meinen, der Herzinfarkt wurde damals in Frankreich häufig unterdiagnostiziert. Während die Deutschen nämlich liebend gern über Beschwerden ihres Herz-Kreislauf-Systems klagen, ist es bei den Franzosen immer »die Leber«, wenn es ihnen nicht so gutgeht.

Doch zurück zum »French Paradox«. Trotz der genannten Zweifel gibt es seit den 90er Jahren keinen Internisten- oder Kardiologenkongress, auf dem nicht über dieses Thema diskutiert wird, und sei es als Entschuldigung für die opulenten abendlichen Dinner. Wichtiger aber ist, dass die Idee vom »French Paradox« einen sehr interessanten Forschungszweig eröffnet hat, der schließlich und endlich auf wundersamen Wegen ... zu den Sirtuinen führte! Nachdem der Ausdruck »French Paradox« geprägt war, hatten die Franzosen schnell selbst den Verantwortlichen gefunden: ihren geliebten Rotwein nämlich. Der Rotwein sei es, der dem hohen Fettkonsum Paroli bieten und die Blutgefäße schützen könnte. Was genau aber im Rotwein – der Alkohol? Das hätte nicht gut gepasst, schließlich müsste es dann dem deutschen Biertrinkerherzen genauso gutgehen wie dem französischen Pendant. Das war aber offensichtlich nicht der Fall. Also machte man sich auf die Suche nach anderen Substanzen, die es vor allem im Rotwein und nicht in anderen alkoholischen Getränken geben sollte. Und man wurde fündig: Unter den vielen Substanzen, die man analysierte, schien Resveratrol, ein Polyphenol aus der roten Traube, der geeignetste Kandidat zu sein, um das »French Paradox« zu erklären. Man begann, Mäuse mit hohen Dosen Resveratrol zu füttern, und siehe da: Die Mäuse bekamen weniger Arteriosklerose, und das trotz fettreicher Ernährung. Man konnte mit Resveratrol sogar den Effekt imitieren, den man durch lebenslanges Weniger-Essen (kalorische Restriktion) erzielen kann: nämlich eine Verlängerung des Lebens, in diesem Fall jedoch ganz ohne Nahrungsbeschränkung. Der Kreis schloss sich, als man dann herausfand, auf welche Weise das Resveratrol in den Zellen wirkte: Es aktivierte nämlich direkt die Sirtuine (wie es die kalorische Restriktion im Übrigen auch tut). Mit dieser Erkenntnis avancierten sowohl das Resveratrol als auch die Sirtuine endgültig zu den neuen Stars der Alternsforschung. Mit

Resveratrol konnte man den gleichen Effekt erzielen, als wenn man die Mäuse unterernährte oder sie genetisch veränderte, also ihre Sirtuin-Gene hochdimmte. In anderen Worten: Man brauchte weder eine Nahrungsbeschränkung noch eine genetische Manipulation, um die Aktivität von Langlebigkeitsgenen direkt zu steigern!

Der »Weg der Gen-Pille«

Resveratrol aus Rotwein als Aktivator von Langlebigkeitsgenen – warum führte das nicht sofort und in aller Welt zu einer massiven Steigerung des Rotweinkonsums? Die ganze Sache hat leider einen Haken: In den Konzentrationen, in denen Resveratrol im Rotwein vorkommt, hatte es in den Mäuseversuchen überhaupt keine Wirkung. Dort wurden 100- bis 1000-fache Konzentrationen angewendet, um die genannten Effekte zu erzielen. Man müsste also schon mehrere Hundert Liter Rotwein täglich trinken, um diese Konzentration an Resveratrol zu erreichen. Das liegt daran, dass Resveratrol sehr schnell von unserer Leber abgebaut wird und im Blut schon bald nach der Aufnahme nicht mehr nachweisbar ist. Lässt sich das »French Paradox« trotzdem noch retten? Es sieht tatsächlich so aus, denn während den Labormäusen reines Resveratrol in hohen Konzentrationen zu ihrer Nahrung beigemischt wurde, enthält Rotwein noch zahlreiche andere Polyphenole, darunter auch das Quercetin. Quercetin kann nun aber ganz offensichtlich den Abbau von Resveratrol in der Leber hemmen. Man braucht also wohl doch keine so hohen Resveratrol-Konzentrationen wie in den Mäuseexperimenten, denn es verbleibt einfach mehr im Körper. Die Quintessenz: Das tägliche Glas Rotwein ist der Gesundheit und einem langen Leben offenbar in der Tat zuträglich.

Unsere Gene führen kein Eigenleben, sondern wir können sie selbst hoch- und herunterdimmen.

Was wir am Beispiel des Resveratrols aber darüber hinaus lernen und was unser Verständnis der Gene auf revolutionäre Weise verändert, ist diese Erkenntnis: Unsere Gene führen kein Eigenleben, sondern wir können sie selbst hoch- und herunterdimmen, zumindest einige von ihnen (und offensichtlich nicht die unwichtigsten). In den nächsten Jahren und Jahrzehnten wird man noch weitere Substanzen entdecken, welche die Aktivität unserer Gene positiv beeinflussen, so dass der Alterungsprozess verlangsamt wird und Krankheiten verhindert werden. Und so sind wir von einem Wunderpillen-Cocktail vielleicht doch nicht so weit entfernt, wie es die Medizin heute glaubt. Faszinierend ist, dass sich dabei der »Weg der Pille« und der »Weg der Gene« zu einem »Weg der Gen-Pille« vereinigen werden.

Möglichkeiten und Grenzen der Gen-Dimmer

So sensationell diese Erkenntnis von der Beeinflussbarkeit unserer Genaktivität ist, so klar muss uns auch sein, dass sie innerhalb gewisser Grenzen stattfindet, und zwar in den Grenzen der Genstruktur. Aus diesem Grund wird eben nicht jeder moderate Rotweintrinker 100 oder gar 122. Ausgehend von unserem Modell der Gene als Bauanleitungen müssen wir uns das so vorstellen: Ein Gen wird angeschaltet (oder hochgedimmt), die Bauanleitung wird also in ein Protein umgesetzt. Wie stark es hochgedimmt wird – wie viel Protein produziert wird –, lässt sich zum Teil beeinflussen. Wir haben das am Beispiel des Resveratrols gesehen, das über die Aktivierung der Sirtuine gleich mehrere Langlebigkeitsgene hochdimmt. So erklärt sich auch der Spielraum, den uns unsere Gene lassen und von dem schon am Beispiel des Intelligenzquotienten die Rede war. Was wir aber nicht beeinflussen können, ist die Basensequenz eines Gens und damit die Beschaffenheit des Proteins. Die Basensequenz entscheidet aber darüber, ob ein Protein seinen Job gut macht oder eher ein Loser ist.

Schauen wir uns ein Beispiel an: Das Gen für den LDL-Rezeptor enthält die Information für ein Protein (eben den LDL-Rezeptor), das sich in die Membran von Zellen einlagert. Dabei schaut dieses Protein ein wenig aus der Zelle heraus und fischt das »böse« LDL-Cholesterin aus dem Blut, schleust es in die Zelle ein und baut es ab. Auf diese Weise leistet der LDL-Rezeptor einen wichtigen Beitrag zu einem niedrigen Cholesterinspiegel und damit zu unserer Gefäßgesundheit. Das LDL-Rezeptor-Gen können wir hochdimmen, unter anderem durch mehrfach ungesättigte Fettsäuren pflanzlicher Herkunft und durch das inzwischen bekannte Resveratrol. Auf diese Weise werden mehr LDL-Rezeptoren gebildet und mehr Cholesterin wird aus dem Blut gefischt. Die Folge: Der Cholesterinspiegel sinkt, unsere Gefäße bleiben sauber und unser Herzinfarkt- und Schlaganfallrisiko sinkt.

So weit, so gut. Nun gibt es aber einige wenige Menschen, die eine veränderte Sequenz in ihrem LDL-Rezeptor-Gen aufweisen, man spricht auch von einem Gendefekt. Es resultiert ein defektes Protein, welches das Cholesterin nicht so gut binden und aus dem Blut herausfischen kann. Die Folge in diesem Fall: ein massiv erhöhter Cholesterinspiegel (500–1000 mg/dl, normal ist bis 250) trotz bewusster Ernährung. Gefäßverkalkung und Herzinfarkte bereits in jungen Jahren, häufig schon unter 30! Dieses Krankheitsbild nennt man die familiäre Hypercholesterinämie, also den erblich bedingten erhöhten Cholesterinspiegel. Sie sehen: Hier kann man das Gen hochdimmen, so viel man will, wenn das resultierende Protein seinen Job nicht richtig macht, nützt das wenig. Das wäre in etwa so, als wollte man eine Autobahnbrücke aus Papier bauen: Ganz gleich, wie viel Papier man verwenden würde, es wäre einfach nicht das richtige Material und wäre nie so stabil wie Stahlträger und Beton.

Doch es gibt auch eine gute Nachricht: Erkrankungen, bei denen ein einziges Gen einen so schweren Defekt aufweist, dass das resultierende Protein quasi funktionslos ist, sind sehr selten. Man nennt sie auch monogene Erkrankungen, eben weil sie durch einen einzigen Gendefekt bedingt sind, und kennt heute etwa 6000.

Viel häufiger sind polygene Erkrankungen. Hier finden sich *milde* Defekte in mehreren Genen. Die auf diesen leicht veränderten Bauanleitungen beruhenden Proteine sind in ihrer Funktion nur leicht eingeschränkt. Kommen jedoch mehrere solcher schwächelnden Proteine zusammen, kann eine Krankheit entstehen. Die meisten Zivilisationkrankheiten wie Diabetes oder Übergewicht haben eine solche polygene Grundlage. Gerade in diesem polygenen Gen-Lotto haben die sehr Alten gut abgeschnitten, einige von ihnen wie z. B. Madame Calment haben sogar sechs Richtige mit Zusatzzahl gezogen.

Wir Normalsterbliche haben alle irgendwo unsere kleinen Gendefekte. Da es aber bei solchen nur leicht veränderten Genen und damit nur leicht funktionseingeschränkten Proteinen schon etwas nützt, wenn man mehr davon produziert, können wieder unsere bekannten Gen-Dimmer zum Einsatz kommen und die Produktion etwas hochfahren, nach dem Motto: Masse statt Klasse. Was sind das für Gen-Dimmer? Nun, sie werden Ihnen bekannt vorkommen: Bewegung, kalorienbewusste Ernährung und ... Resveratrol.

Das George-Clooney-Gen

7 Sieht George Clooney gut aus? Ich glaube, das muss man auch als Mann neidlos anerkennen. Sähe ein eineiiger Zwillingsbruder von George Clooney auch gut aus? Aller Wahrscheinlichkeit nach schon. Sähe dieser Zwillingsbruder auch so gut aus, wenn er von morgens bis abends Fast-Food in sich hineinstopfen und Softdrinks in sich hineinkippen würde?

Wir sind also beim Thema »Gene und Aussehen«. Vordergründig ist die Sache eindeutig, und auch unser Gedankenspiel über George Clooneys Zwillingsbruder kommt zu diesem Ergebnis: Für unser Aussehen sind unsere Gene entscheidend. Aus einem hässlichen Entlein, das auch genetisch ein solches ist, kann niemals ein schöner Schwan werden. Und aus George Clooney niemals ein .... (hier dürfen Sie einen Namen einsetzen), es sei denn, er ließe sich ganz exzessiv gehen.

Natürlich kann man das Ganze auch noch ein wenig wissenschaftlicher betrachten und sich fragen, was das überhaupt ist: gutes Aussehen. Wenn wir einer schönen Frau oder einem gutaussehenden Mann begegnen, dann scheint eine wissenschaftliche Herangehensweise überflüssig. Wir wissen es einfach. Wir haben eine Skala im Kopf, sagen wir von 1 bis 10, auf der wir jedem Menschen einen Wert für seine äußerliche Attraktivität zuordnen können. Doch woher kommt diese Skala? Ist sie angeboren? Ist sie kulturell geprägt?

Schönheit und Attraktivitätsforschung

Dazu erst einmal eine kleine »Bildstörung«. Ich frage die Damen: Finden Sie den Dalai Lama schön? Und ich frage die Herren: Finden Sie das alte Gesicht von Mutter Teresa schön? Rotiert es in Ihrem Kopf, kollidieren dort verschiedene Schönheitsbegriffe miteinander? Wenn Sie meine Antwort auf beide Fragen wissen wollen, so lautet sie ja. Ja, ich finde den Dalai Lama schön und ich finde auch Mutter Teresa schön. Aber ...

Die Schönheit der Weisheit, wie sie der Dalai Lama ausstrahlt, oder die Schönheit der Güte und des Altruismus in Mutter Teresas Gesicht zu erkennen, setzt eine bestimmte moralische Prägung voraus. Diese

Art von Schönheit liegt, wie es so schön heißt, im Auge des Betrachters. Und dieser erweiterte Schönheitsbegriff ist nicht Gegenstand der Attraktivitätsforschung. Dort geht es nämlich nicht um Schönheit im ästhetischen oder geistigen Sinn, sondern schlichtweg um den visuellen Aspekt der sexuellen Attraktivität. Das wird meistens nur nicht ehrlich ausgesprochen und mit dem Wort Schönheit verbrämt. Wenn Sie die Frage nach der Schönheit des Dalai Lama oder von Mutter Teresa so verstanden haben, dann werden Sie zu einer ganz anderen Antwort gelangt sein als ich.

Was finden wir attraktiv?

Die Attraktivitätsforschung widmet sich im Wesentlichen diesen zwei Fragen:
1. Ist äußerliche Attraktivität im sexuellen Sinne kulturgeprägt oder ist sie angeboren, also genetisch geprägt?
2. Lassen sich Kriterien dieser optischen sexuellen Attraktivität definieren?

Um diese Fragen zu klären, sind mehrere große Untersuchungen durchgeführt worden. Dabei hat man Angehörigen der unterschiedlichsten Kulturkreise Bilder von Menschen vorgelegt. Die Befragten sollten ganz einfach angeben, für wie attraktiv sie die Abgebildeten hielten, z. B. auf einer Skala von 1 bis 10. Das Ergebnis dieser Untersuchungen ist eindeutig: Es gibt ein paar Merkmale, die kulturübergreifend für schön und attraktiv gehalten werden, während andere eher dem aktuellen Geschmack in dem jeweiligen Kulturkreis entsprechen. Diese kulturübergreifenden Schönheitsmerkmale haben vor allem etwas mit den *Proportionen* des Gesichts und des Körpers zu tun und weniger mit absoluten Größen der einzelnen Gesichts- oder Körperteile. So beurteilen Männer auf der ganzen Welt Frauen als attraktiv, die folgende Merkmale aufweisen:
- weit auseinanderstehende Augen
- hohe Wangenknochen
- ein schmales Kinn
- ein symmetrisches Gesicht
- eine glatte Haut
- volles, langes Haar

Teil 3 – Gene sind kein Schicksal

- ein Verhältnis der Taille zur Oberweite von 0,7 bis 0,75
- ein Verhältnis der Taille zur Hüfte von 0,7
- Jugendlichkeit

Körpergröße, Haarfarbe und absolute Werte für die Größe der Brust, den Taillenumfang und den Hüftumfang wurden dagegen von Kulturkreis zu Kulturkreis unterschiedlich bewertet. Auch in unserem eigenen Kulturkreis entsprach beispielsweise extreme Schlankheit ja nicht immer dem Schönheitsideal, wie das heute der Fall ist. Aber selbst Rubens-Schönheiten zeichnen sich durch die oben genannten Proportionen aus, wenn sie auch insgesamt deutlich fülliger sind als die heutigen Models. Merkmale, die Männer unabhängig von ihrer kulturellen Prägung für attraktiv halten, müssen bereits in ihren Gehirnen verankert sein, bevor sie geboren wurden. Sie müssen also genetisch geprägt sein. An dieser Stelle meldet sich Herr Darwin wieder zu Wort. Männer wollen sich aus evolutionsbiologischer Sicht vornehmlich mit Frauen paaren, deren Aussehen gesunde und starke Nachkommen verspricht. Optische Attraktivität wird von den älteren Teilen unseres Gehirns dabei mit genetischer Gesundheit gleichgesetzt und fördert das sexuelle Verlangen, biologisch gesehen also den Wunsch, seine DNA mit der DNA einer bestimmten Frau zu vermischen.

Wer nun denkt, dass Frauen vor solch primitiven Urteilen über das andere Geschlecht gefeit seien, der irrt. Zwar ist die Sexualität bei Frauen weniger visuell gesteuert als beim Mann, dafür sind die optischen Kriterien noch weniger kulturabhängig. Ein für Frauen optisch attraktiver Mann muss zu allen Zeiten und in allen Kulturkreisen:

- groß sein
- markante Gesichtszüge mit einem betonten Kinn haben
- ein symmetrisches Gesicht haben
- breitschultrig und schmalhüftig sein
- eine gesunde Haut haben

Diese optischen Kriterien gelten vor allem für Frauen an ihren fruchtbaren Tagen, also um die Zyklusmitte herum — was noch einmal die Bedeutung der Reproduktion beweist, wenn es um die Einschätzung der Attraktivität geht. Auch hier soll natürlich der Spender mit der bestmöglichen DNA identifiziert werden. Und da es in der Steinzeit unmöglich war, vor dem Geschlechtsverkehr einen DNA-Test des Partners durchführen zu lassen, musste auch eine Frau sich eben unter anderem auf optische Kriterien verlassen.

Wenn es um die Einschätzung der Attraktivität geht, hat die Reproduktion eine große Bedeutung: Es soll der Spender bzw. die Senderin mit der bestmöglichen DNA identifiziert werden.

Eines ist jedoch angesichts all dieser genetisch determinierten Schönheitskriterien erfreulich: Es sind nicht die einzigen Kriterien, die Menschen dazu bewegen, sich zu lieben und miteinander Kinder zu bekommen. Denn wäre äußere Attraktivität das einzige Kriterium der Partnerwahl, dann wäre die Menschheit längst ausgestorben.

Die George-Clooney-Gene heißen Hox

Wir kommen also nicht umhin, anzuerkennen, dass unsere Schönheitskriterien für Menschen (anderen Geschlechts) zu einem Gutteil auch genetisch festgelegt sind. Wie aber ist es mit der Schönheit selbst? Gibt es nun das George-Clooney-Gen oder nicht? Mit dieser Frage begeben wir uns in die faszinierende Forschung zur sogenannten molekularen Morphogenese (»Gestaltwerdung«). Dieser Forschungszweig beschäftigt sich mit der Frage, wie es angehen kann, dass simple Bauanleitungen für Proteine schließlich eine bestimmte körperliche Form hervorbringen können. Und nicht nur das: Sie schaffen eine körperliche Form, bei der auch noch der Abstand der Augen, die Prominenz des Kinns und die Fülle der Lippen und vieles andere mehr festgelegt sind.

Noch bis ins 19. Jahrhundert hinein gab es Anhänger der sogenannten Präformationstheorie. Sie vertraten die Idee, dass im Kopf eines Spermiums eine Art vollständiger Mini-Mensch enthalten sei. Dieser Mini-Mensch sollte bereits alles besitzen: Kopf mit Augen, Nase, Mund und Ohren, Rumpf, Arme, Beine und innere Organe. Ab dem Moment der Befruchtung der Eizelle würde dieser Mini-Mensch dann wachsen, bis er groß und reif genug sei, um in der Außenwelt überleben zu können. Das klingt witzig, ist aber leider falsch, wie mit dem Aufkommen von Hochleistungsmikroskopen eindeutig bewiesen werden konnte: Bei der Untersuchung von Spermien und Eizellen ließ sich auch bei maximaler Vergrößerung nirgendwo ein kleines winkendes Männchen finden.

Seriöse Untersuchungen zur Morphogenese wurden Anfang des 20. Jahrhunderts an Fruchtfliegen durchgeführt. Man stellte fest, dass es unter diesen Fliegen alle möglichen Missbildungen gab, z. B. Fliegen, denen statt des Antennenpaares ein weiteres Beinpaar gewachsen war. Und nicht nur das: Diese Besonderheit wurde auch an die Nachkommen weitergegeben, war also genetisch bedingt. Diese Untersuchungen wurden vor Watson und Crick durchgeführt, an eine genaue Aufklärung solcher Phänomene war also zunächst nicht zu denken, denn man wusste ja noch nicht einmal, was ein Gen und was die DNA überhaupt waren.

Erst die moderne Genforschung hat hier für – ein wenig (!) – Klarheit gesorgt. Sie identifizierte eine ganze Batterie von Genen, die als Hox-Gene bezeichnet werden. Eine der Entdeckerinnen dieser wichtigen Entwicklungsgene war die deutsche Biologin Christiane Nüsslein-Volhard, die dafür mit dem Medizin-Nobelpreis ausgezeichnet wurde. Hox-Gene werden heute als die wichtigsten »Manager-Gene« in der Entwicklung von der befruchteten Eizelle über den Embryo bis hin zum lebensfähigen neuen Erdenbürger angesehen. Beim Menschen gibt es etwa 40 verschiedene Hox-Gene. Das Besondere an diesen Genen ist, dass sie nach einem ganz bestimmten räumlichen Muster angeschaltet werden. Im späteren Kopfbereich des Embryos werden beispielsweise andere Hox-Gene angeschaltet als im Brustbereich oder im Bauch. Und so muss man sich vorstellen, dass bei dem kleinen George-Clooney-Embryo sowohl die Struktur der Hox-Gene als auch ihr räumliches Schaltmuster auf eine Weise zusammenwirkten, die letztlich einen optisch attraktiven Menschen hervorbrachten. Die Frage ist also beantwortet: Es gibt nicht *das* George-Clooney-*Gen*, es gibt nur *die* George-Clooney-*Gene*, und die wichtigsten von ihnen heißen Hox. Wir wissen nicht, wie wir zum Vorteil des späteren Menschen in die Aktivität der Hox-Gene eingreifen können, dazu ist ihr Zusammenspiel viel zu komplex. Leider haben wir aber lernen müssen, dass wir sie durchaus zum Nachteil eines Menschen beeinflussen können, unfreiwillig zwar, aber nichtsdestoweniger folgenschwer. Ein Beispiel dafür ist ein Medikament namens Contergan. Dieses

Medikament ist für einen erwachsenen Menschen allgemein gut verträglich, stört jedoch die Aktivität einiger Hox-Gene während der Entwicklung. Die Folgen kennen wir alle. Auch moderne Akne-Mittel auf Vitamin-A-Basis haben diesen Effekt. Ihre Einnahme ist daher während der Schwangerschaft strikt verboten.

Können wir unsere optischen Gene beeinflussen?

Wir müssen also die Hox-Gene ihre Arbeit tun lassen und dürfen sie auch nicht dabei stören, denn das kann nur negative Folgen haben. Insofern haben wir auch keinen Einfluss darauf, wie weit die Augen unserer Kinder auseinanderstehen, wie groß ihre Nase, wie hoch ihre Wangenknochen oder wie markant ihr Kinn ist. Was vielleicht auch gut so ist. Denn wie gesagt: Attraktivität hat viele Gesichter, und die zeigen sich nicht nur optisch. Denken Sie nur an die Stimme von Ella Fitzgerald oder die schauspielerische Ausdruckskraft eines Heinz Rühmann. Ganz hilflos sind wir unseren optischen Genen aber dennoch nicht ausgeliefert. Denn während wir unser Gesicht nur mit Hilfe eines plastischen Chirurgen wirklich verändern können (wenn wir nach reiflicher Überlegung zu dem Schluss gelangt sind, dass der genetische Chirurg seinen Job nicht so gut gemacht hat), haben wir auf unsere Körperproportionen auch selbst einen gewissen Einfluss. Zwar können wir schlecht steuern, wie groß wir werden (Ausnahme: hormonelle Behandlung bei extremem Klein- oder Hochwuchs), wie lang unsere Beine sind oder wie breit unsere Hüften oder Schultern. Einer Komponente, die unsere Proportionen stark beeinflusst, können wir aber effektiv zu Leibe rücken: unserem Körperfett. Auch hier gibt es eine genetische Anlage. Die gibt aber nur vor, wie effektiv wir Fett speichern und verbrennen können. Unser individuelles Gleichgewicht zwischen Fettspeicherung und -verbrennung können wir jedoch auf diese Anlagen abstimmen. Schlank sein kann also fast jeder (nur ganz selten sind es wirklich »die Hormone«), die einen müssen dafür eben weniger essen und/oder sich mehr bewegen als andere. Doch das ist eine andere Geschichte ...

Auch was die optische Attraktivität angeht, sind wir unseren Genen nicht ganz hilflos ausgeliefert: Gewichtskontrolle und Selbstbewusstsein können einiges bewirken.

Casanova – Opfer seiner Gene?

8 Die kleine Präriewühlmaus hat über Jahrtausende ihr vom Menschen unbeachtetes Dasein in den Steppen Nordamerikas gefristet, ehe sie quasi über Nacht zum Star aufstieg. Denn sie gehört zum kleinen, aber feinen Kreis von drei Prozent aller Säugetierarten, die sich durch eine besondere Verhaltensweise auszeichnen: Die Präriewühlmaus lebt monogam. Genauer gesagt: Das Präriewühlmaus*männchen* sucht nach vollbrachtem Zeugungsakt nicht das Weite, sondern bleibt fortan bei seiner Partnerin, beteiligt sich an der Aufzucht der Jungen und verhält sich auch angesichts anderer weiblicher Verlockungen absolut vorbildlich im Sinne der christlichen Ehemoral. Die Dramaturgie dieser Geschichte erfordert allerdings einen Gegenpart, sonst wäre das Ganze ja nicht richtig medientauglich. Dieser Gegenpart tritt in Gestalt der Bergwühlmaus auf. Die männliche Bergwühlmaus ist ein wahrer Don Juan: Kaum ist ihr Verlangen gestillt, begibt sie sich schon zur nächsten Bergwühlmäusin. Die Analogie zum menschlichen Verhalten ist natürlich in beiden Fällen gewollt und auch biologisch nicht ganz unberechtigt, wie wir gleich sehen werden. Da man bei Mäusen schwerlich von einem kulturellen Druck in Richtung monogames Verhalten ausgehen kann, müssten die beobachteten Unterschiede zwischen der Präriewühlmaus und der Bergwühlmaus rein biologischer Natur sein. So hat man sich zunächst die Gehirne der beiden angeschaut und miteinander verglichen, frei nach dem Motto: Sex beginnt im Kopf. Und in der Tat wurde man fündig. Man fand nämlich, dass der Rezeptor, also die Andockstelle für das Hormon Vasopressin fast überall im Gehirn der Präriewühlmaus vorkam, im Gehirn der Bergwühlmaus hingegen sehr spärlich. Dieser Vasopressin-Rezeptor ist ein Protein und hat als solches auch eine Bauanleitung: das Vasopressin-Rezeptor-Gen. Folgerichtig begann man nun, dieses Gen bei den beiden Mäusearten zu vergleichen. Und auch diese Untersuchungen waren von Erfolg gekrönt: Bestimmte Abschnitte des Vasopressin-Rezeptor-Gens bei der Präriewühlmaus hatten eine andere Basensequenz als bei der Bergwühlmaus. Schnell war ein neuer Begriff geboren: das Treuegen. Das war der Grundstein für die anhaltende Berühmtheit der Präriewühlmaus.

Und schon bald konnte nachgelegt werden. Man schritt zur Genmanipulation und übertrug die Treue-Sequenzen aus dem Vasopressin-Rezeptor-Gen der Präriewühlmaus in das der Bergwühlmaus. Und siehe da: Der Don Juan war tatsächlich bekehrt und blieb von nun an treu und brav bei der Mutter seiner Mäusekinder. Damit war der Beweis erbracht, dass Treue genetisch festgelegt ist, zumindest bei Wühlmäusen, und dass die Information für ein solch komplexes Verhalten in einem einzigen Gen liegen kann.

Gene, Sex und Treue

An dieser Stelle mögen zur Untreue neigende Herren Morgenluft wittern, bahnt sich doch eine genetische Begründung ihres Verhaltens an. Interessant ist übrigens, dass die Entscheidung »Monogamie versus Polygamie« bei den Präriewühlmäusen den Männern überlassen ist. Je nach deren Verhalten ist ein Weibchen selbst monogam oder eben nicht. Nun ist der Mensch eine Spur komplexer als die Wühlmaus, aber um eine generelle Beobachtung kommt man nicht herum: Im Tierreich – und nicht nur bei den Wühlmäusen, sondern auch bei vielen anderen Tierarten bis hin zu Schimpansen und Gorillas – geht die Untreue überwiegend von den männlichen Tieren aus, während die Weibchen sozusagen passiv untreu sind.

Doch zurück zur Analogie zwischen der Präriewühlmaus und dem Homo sapiens. Sind die Vasopressin-Rezeptor-Ergebnisse übertragbar? Ein schwedisches Forscherteam hat sich dieser Frage gewidmet und festgestellt, dass man diese Frage zumindest zum Teil bejahen muss. Mehrere Hundert Frauen und Männer wurden detailliert nach ihrer Beziehungszufriedenheit gefragt. Parallel wurde bei ihnen die Sequenz des Vasopressin-Rezeptor-Gens analysiert. Zunächst einmal stellte man fest, dass die besagte Gensequenz der Wühlmäuse beim Menschen nicht vorkommt. Es gibt aber einen ähnlichen Genabschnitt, und in dem ließen sich nun tatsächlich Unterschiede nachweisen. Männer mit einer bestimmten Sequenz im Vasopressin-Rezeptor-Gen, »334« genannt, waren doppelt so häufig unglücklich in ihren Beziehungen und wiesen signifikant höhere Trennungs- und Scheidungsquoten in ihrer bisherigen Biographie auf als »Nicht-334-Männer«. Bei Frauen spielte es übrigens keine Rolle für ein dauerhaftes Beziehungsglück, ob sie »334« oder »Nicht-334« waren.

Was lässt sich daraus ableiten? Sollen Frauen in Zukunft beim ersten Date mit einem potenziellen Partner einen Vasopressin-Rezeptor-Gentest verlangen, um zu wissen, ob sich der Aufwand lohnt? Und sollen sie dann 334-Männer meiden, es sei denn, es ging ihnen selbst nur um eine kurze Affäre?

Um es deutlich zu sagen: Nein, so weit sind wir noch nicht. Wenn wir uns nämlich die Ergebnisse der schwedischen Studie genauer ansehen, dann stellen wir fest, dass die Zahlen doch nicht so beunruhigend sind. Etwa 15 Prozent der »Nicht-334-Männer« gaben an, in ihrer Beziehung unglücklich zu sein. Etwas über 30 Prozent der »334-Männer« behaupteten das Gleiche. Knapp 70 Prozent der »334-Männer« waren also in ihrer Partnerschaft glücklich und hatten nicht vor, sie zu beenden, trotz Untreuegen. Auch wenn die Vasopressin-Rezeptor-Forschung uns ein ganzes Stück weitergebracht, ja bewiesen hat, dass Treue in einer Beziehung auch eine genetische Dimension hat, so kann sie uns doch nicht die ganze Antwort geben. Einen so wichtigen Aspekt des menschlichen Verhaltens von einem einzigen Gen abhängen zu lassen, wäre biologisch auch nicht sinnvoll.

Welchen biologischen Sinn hat Treue bzw. Untreue?

Womit wir bei der Frage wären, welchen biologischen Sinn denn Treue oder Untreue überhaupt haben kann und warum untreues Verhalten sich in der Welt der Säugetiere weitgehend durchsetzen konnte. Dazu muss man sich die biologischen Vor- und Nachteile der beiden Verhaltensweisen vor Augen halten. Beginnen wir mit der Untreue. Wenn Weibchen und Männchen sich aufs bunteste durchmischen, entstehen daraus Nachkommen mit einer Vielfalt an verschiedenen Genkonstellationen. Das ist vor allem dann für das Überleben der Spezies nötig, wenn sich in der Umwelt große Veränderungen abspielen, denken wir an extreme Dürrezeiten oder starke Temperaturschwankungen. Die Chance, dass einige der Nachkommen von promiskuitiven Tieren eine Genkonstellation aufweisen, die zufällig zu den neuen Umweltbedingungen passt, ist natürlich größer als bei den treuen Tieren. Da unsere Umwelt sich nun aber beständig verändert und Phasen größerer Konstanz eher die Ausnahme sind, ist die Durchmischung der Gene per sexueller Untreue evolutionsbiologisch fast immer von Vorteil. Fast immer, denn in ruhigeren Phasen bedarf es nicht so vieler neuer Genkonstellationen, die Art hat sich ja schon an die bestehende Umwelt angepasst. Jetzt kommt es eher darauf an, die Nachkommen sicher durchzubringen. Und das können die treuen Eltern ganz einfach besser, weil mit der Treue fast immer ein größeres Nestbewusstsein auch des Männchens einhergeht, sprich: Treue Väter kümmern sich mit um den Haushalt und die Kinder. Diese wachsen behüteter auf und haben größere Chancen, die Geschlechtsreife zu erreichen und selbst Nachkommen zu zeugen.

Wir sind keine Wühlmäuse

Gene bestimmen also auch unsere Treue in einer Partnerschaft, *das* Treuegen gibt es aber nicht. Die Forschung ist weiter am Ball, um andere Gene zu identifizieren, die dieses Verhalten mitbestimmen. Man kann sich vorstellen, dass man eines Tages Untreuegene findet, die die Stärke des Sexualtriebs mitbestimmen, z. B. über die Regulation des Testosteronspiegels. Auch Neugier, die ebenfalls zum Teil genetisch bedingt ist, mag zu untreuem Verhalten beitragen. Das dem Vasopressin eng verwandte »Kuschelhormon« Oxytocin führt hingegen zu einer Verstärkung der Paarbindung. Vielleicht findet man eines Tages Varianten im Oxytocin-Gen oder im Gen des Oxytocin-Rezeptors, die das Treueverhalten mit beeinflussen. Das sind zwar Spekulationen, aber ich bin überzeugt, dass das Vasopressin-Rezeptor-Gen nicht das einzige Treuegen bleiben wird.

Die Verantwortung für unser eigenes Verhalten werden uns Gene niemals abnehmen können, auch nicht auf dem Gebiet der partnerschaftlichen Treue und Untreue.

Die Verantwortung für unser eigenes Verhalten werden uns Gene allerdings niemals abnehmen können, auch nicht auf dem Gebiet der partnerschaftlichen Treue und Untreue. Dafür lassen uns die Gene einfach zu viel Raum. Gerade was unser Verhalten angeht, können wir uns manchmal gegen sie entscheiden. Wir sind keine Bergwühlmäuse, sondern dürfen darauf hoffen, dass der richtige Partner auch die Untreuegene in uns verstummen lässt. Immerhin verkürzt eine Scheidung durch den damit verbundenen psychischen Dauerstress unser Leben um bis zu zehn Jahre.

Männer sind anders – Frauen auch

9 »Man wird nicht als Frau geboren, man wird es.« Dieser berühmte Satz von Simone de Beauvoir hat das Frauenbild für immer verändert und mit dazu beigetragen, dass wir die gesellschaftliche Benachteiligung der Frau längst nicht mehr als naturgegeben hinnehmen, sondern auf einem guten Weg zur vollständigen Gleichberechtigung der Frau sind.

Dabei übersah man lange Zeit, dass Beauvoir mit dieser Äußerung das Kind mit dem Bade ausgeschüttet hat. Das »Bad« ist in diesem Fall die Benachteiligung, und die durfte tatsächlich gern in den Ausguss. Das »Kind« ist die naturgegebene Verschiedenheit von Mann und Frau, und die ist nach heutigen Erkenntnissen stärker, als es Beauvoir und ihren Nachfolgerinnen in der Emanzipationsbewegung recht war. Sie ist daher sehr wohl einen zweiten Blick wert. Halten wir also zunächst fest: Gleichberechtigung und Gleichheit müssen nicht immer und unbedingt das Gleiche sein!

Genetisch sind wir Steinzeitmenschen

Nachdem wesentliche Posten der weiblichen Gleichberechtigung erkämpft waren, setzte vor gut zehn Jahren eine Bewegung ein, welche die von Beauvoir postulierte ursprüngliche und nur durch Rollenmuster aberzogene Gleichheit zwischen Mann und Frau in Frage stellte. Ein Ausdruck dieser Gegenbewegung (deren Protagonisten durchaus keine Zurück-an-den-Herd-Vertreter waren) waren zahlreiche Bücher, in denen die von der Venus stammenden Damen nicht einparken konnten, während die auf dem Mars geborenen Männer Schwierigkeiten mit dem Zuhören hatten. Schnell war man mit evolutionsbiologischen Erklärungen zur Hand, denen zufolge wir uns die Männer bärtig, zottelig und mit einem Knüppel in der Hand vorstellen sollten und Frauen als etwas schmuddelige, mit ein wenig modischeren Fellen behängte Beschützerinnen des Höhlenfeuers, die für die Kommunikation innerhalb der steinzeitlichen Sippe zuständig waren. Diese Sicht weiblichen und männlichen Verhaltens ist noch heute Mode und darf in keiner Frauenzeitschrift fehlen. Sie ist auch gar nicht einmal so falsch. Wir als Menschen und damit unsere menschlichen Genmuster haben sich ja tatsächlich über mehrere Hunderttausend Generationen entwickelt, in denen wir vorwiegend als Jäger und Sammler aktiv waren und Männern und Frauen sehr unterschiedliche Aufgaben zukamen. Von diesen Steinzeitmenschen trennen uns wiederum nur wenige Hundert Generationen, in denen die Gene keine Zeit hatten, sich den verändernden Lebensverhältnissen anzupassen. Genetisch sind wir also immer noch Steinzeitmenschen, nur dass wir heute Handys statt Faustkeilen in den Händen halten. Diese Sicht kann uns helfen, manche in der modernen Welt absurde Verhaltensweise von Männlein und Weiblein besser zu verstehen. Doch warum aus solchen steinzeitlich begründeten Unterschieden die Konsequenz erwachsen soll, dass Frauen und Männer unterschiedliche Dinge *dürfen* sollen, ist nicht nachvollziehbar.

Frauen-Gene und Männer-Gene

Aber beschäftigen wir uns etwas genauer mit diesen Unterschieden und betrachten, welche Rolle die Gene dabei spielen. Oder fangen wir sogar mit den Genen an. Dazu müssen wir uns kurz erinnern: Bei der Zeugung eines Menschen steuert die Mutter 23 Chromosomen, also 23 Pakete mit 1000 Genen bei, ebenso der Vater. Diese Chromosomen sind ihrer Größe nach durchnumeriert, und zwar von 1 bis 23. Ein Einser-Chromosom von Mutti und eines von Vati, ein Zweier-Chromosom von Mutti und eines von Vati usw. Bis zum Chromosom mit der Nummer 23. Bei diesem liegen die Dinge dann ein wenig anders: Das von der Mutter beigesteuerte 23. Chromosom heißt X-Chromosom. Das vom Vater beigesteuerte 23. Chromosom ist entweder ein X-Chromosom – dann wird der neue Mensch ein Mädchen – oder ein (viel kleineres) Y-Chromosom – dann wird es ein Junge. Mädchen haben also in ihren Zellen zwei X-Chromosomen und damit alle auf den X-Chromosomen liegenden Gene doppelt. Jungen haben nur ein X-Chromosom und dafür ein Y-Chromosom.

Was ist das Besondere am Y-Chromosom?

Aus diesen Überlegungen ergibt sich zwanglos die Frage, welche Gene denn auf dem Y-Chromosom liegen, die dann später das spezifisch Männliche ausmachen. Erst einmal ist festzuhalten, dass das Y-Chromosom deutlich kleiner ist als das X-Chromosom und viel weniger Gene enthält. Darunter sind mehrere Gene, deren resultierende Proteine für die Spermienbildung notwendig sind. Die entscheidende auf dem Y-Chromosom liegende Bauanleitung aber ist das Gen für den *Testis Determining Factor* (TDF), was so viel heißt wie: hodendeterminierender Faktor.

Bis zu einem bestimmten Punkt der Entwicklung ist ein Embryo geschlechtslos, das heißt, die primitiven Keimdrüsenanlagen sind weder Eierstöcke noch Hoden. Sie entwickeln sich im weiteren Verlauf automatisch zu Eierstöcken – es sei denn, die Zellen haben ein Y-Chromosom und darauf das TDF-Gen. Das nach dieser Bauanleitung gebildete TDF-Protein bewirkt, wie der Name sagt, dass aus den Keimdrüsenanlagen nicht automatisch Eierstöcke, sondern eben Hoden werden. Überspitzt formuliert könnte man also sagen, dass Männer im Prinzip nichts anderes sind als verhinderte Frauen. Hat sich aber durch den Einfluss des TDF-Proteins einmal ein Hoden gebildet, so nimmt das männliche Schicksal seinen Lauf. Der kleine Hoden beginnt nämlich schon bald, Testosteron, also das männliche Geschlechtshormon, zu produzieren. Testosteron wiederum bewirkt nicht nur die Ausbildung charakteristischer Körpermerkmale, sondern führt auch zu einer anderen Verdrahtung der Nervenzellen im Gehirn als es Östrogene, die weiblichen Geschlechtshormone, tun.

Der kleine genetische Unterschied führt letztlich dazu, dass zwei unterschiedliche Hormonwelten entstehen und das weibliche und männliche Gehirn auf ihre Weise prägen.

Der kleine genetische Unterschied führt also letztlich dazu, dass zwei unterschiedliche Hormonwelten entstehen und das weibliche und männliche Gehirn auf ihre Weise prägen, ganz unabhängig davon, was uns unsere Erziehung später zusätzlich an Rollenbildern und -klischees einimpft. Die weibliche und die männliche Hormonwelt überlappen sich allerdings insofern etwas, als jeder auch eine Prise des gegengeschlechtlichen Hormons in sich trägt. Frauen haben neben den Östrogenen auch ein wenig Testosteron, Männer haben zusätzlich zum Testosteron auch eine Spur Östrogene. Je nachdem, wie viel gegengeschlechtliches Hormon beigemischt ist, können recht männliche Frauen und auch weibliche Männer entstehen. Ein Grund mehr, keinem der beiden Geschlechter irgendetwas nicht zugestehen oder gar verbieten zu wollen. An der Tatsache, dass Testosteron das Gehirn in andere Richtungen lenkt, als das Östrogene tun, kommen wir jedoch nicht vorbei.

Beeinflussen die Geschlechtshormone unseren Charakter?

So viel zur Theorie. Was aber richten die Geschlechtshormone konkret in unseren Gehirnen an? Wie beeinflussen sie unseren Charakter und unsere Fähigkeiten? Was ist – auf rein genetisch-hormoneller Basis – typisch weibliches und typisch männliches Verhalten? Um solche Fragen zu beantworten, haben Wissenschaftler das frühkindliche Verhalten von Mädchen und Jungen verglichen. Erstaunlicherweise fanden sie schon am Tag nach der Geburt eindeutige Unterschiede: Neugeborene Mädchen halten signifikant länger Augenkontakt mit der Mutter als neugeborene Jungen. Umgekehrt ist es bei »technischen« Dingen wie z. B. einem Mobile: Dieses schauen die Jungen häufiger und länger an. Man konnte auch nachweisen, dass dieses Verhalten in direktem Zusammenhang mit dem Testosteronspiegel im Fruchtwasser steht. Je mehr Testosteron, desto mehr Interesse fürs Technische, je weniger Testosteron, desto mehr »empathisches« Verhalten. Jungen produzieren naturgemäß, das heißt wegen ihres TDF-Gens und damit ihres Hodens, schon im Mutterleib mehr Testosteron als Mädchen. Aber auch Mädchen können im Mutterleib relativ hohen Testosteronkonzentrationen ausgesetzt sein, z. B. wenn die Mutter während der Schwangerschaft starkem Stress ausgesetzt ist.

Die Gene geben also nur eine Tendenz vor, die bereits im Mutterleib und natürlich auch durch die spätere Erziehung abgemildert oder gar umgekehrt werden kann. Dennoch lässt sich nicht leugnen, dass die genetisch mitbedingte An- oder Abwesenheit von Testosteron zur Ausbildung eher weiblicher bzw. eher männlicher Gehirne führt. Dies wird auch durch Studien untermauert, in denen Mädchen wegen eines bestimmten Gendefekts ungewöhnlich hohe Testosteronkonzentrationen aufweisen. Andersherum gibt es auch bei Jungen solche »Gen-Experimente« der Natur: Bei genetisch bedingten Defekten des Testosteron-Rezeptors kann das Hormon, obwohl in hoher Konzentration anwesend, nicht wirken. Es resultiert ein eher weibliches Verhalten. Doch was ist das genau?

»Weibliches« Verhalten – »männliches« Verhalten

Genetisch-hormonell bedingtes weibliches Verhalten zeichnet sich im Vergleich zum männlichen Pendant durch folgende Merkmale aus:

* größere Empathie, das heißt die Fähigkeit, sich in einen anderen Menschen hineinzuversetzen, hineinzufühlen und entsprechend auch Mitleid mit ihm zu empfinden
* daraus resultierend bessere Kommunikationsfähigkeit
* daraus resultierend eine höhere Sprachbegabung

Genetisch-hormonell bedingtes männliches Verhalten hat hingegen die folgenden Merkmale:

* größere Fähigkeit zum abstrakten Systematisieren ohne »emotionales Mitschwingen«
* daraus resultierend bessere mathematische Fähigkeiten
* bessere räumliche Orientierungsfähigkeit
* eine stärkere Libido
* ein höheres Aggressionspotenzial

Sind Frauen also von Natur aus die tendenziell besseren Menschen? Ich sage tendenziell, denn es soll noch einmal betont werden, dass es hier um Durchschnittswerte geht und dass sich die weiblichen und die männlichen Verhaltensmerkmale massiv überlappen. Aber dennoch scheint mir die Frage berechtigt: Sind Frauen von Natur aus besser? Ich würde es einmal so formulieren: Wir leben derzeit noch in einer männlich geprägten Welt. Es dominieren technischer Fortschritt und die Tendenz zu einem gewaltsamen Umgang mit der Natur und mit Angehörigen anderer Interessengruppen. Vor diesem Hintergrund ist die Entwicklung zu einem immer höheren Frauenanteil unter den Entscheidungsträgern in unserer Gesellschaft aus meiner Sicht zu begrüßen.

Gleichberechtigung zwischen Frau und Mann schließt nicht aus, dass beide genetisch verschieden sind – und umgekehrt.

Dalai Lama oder Jack the Ripper?

10 Zur Ehrenrettung der Männer habe ich für dieses Kapitel einen Vertreter des »neuen schwachen Geschlechts« als charakterliches Positivbeispiel gewählt – allerdings auch einen für die andere Seite (apropos: Serienmörder sind fast ausschließlich Männer!). Ich gebe zu, dass ich dem Dalai Lama gegenüber anfangs eine gewisse Skepsis verspürt habe, nicht ihm persönlich gegenüber, aber ihm als vermeintlichem Heilsbringer und Verkörperung des »Guten an sich«, zu dem ihn allzu viele so unkritisch erhoben haben. Beschäftigt man sich jedoch näher mit dem 14. Dalai Lama und seiner Philosophie, dann muss man einfach bemerken, dass man es hier mit einem genuin guten Menschen zu tun hat. Mit einem Menschen also, der außergewöhnlich viele Charaktereigenschaften besitzt, die von den meisten Menschen als positiv wahrgenommen werden. Spielen hier die Gene eine Rolle (eine Vorstellung, die mit buddhistischem Gedankengut nicht sehr kompatibel ist)? Oder ist all diese fraglos echte Freundlichkeit, Wärme und Empathie das Resultat jahrelanger Selbstbeeinflussung mittels Meditation? Der Dalai Lama selbst würde wohl Letzteres vermuten, eben weil sich die Idee einer genetischen Charakterprägung mit dem buddhistischen Konzept der Seelenwanderung nicht unbedingt verträgt. Einen Hinweis darauf, dass es auch anders sein könnte, hat er aber selbst gegeben, indem er nämlich charakterliche Unterschiede zwischen sich selbst und seinem Vorgänger aufgezeigt hat. Sinngemäß soll er einmal bemerkt haben, dass er selbst offener, leichter im Umgang und mehr zu Späßen aufgelegt sei als der 13. Dalai Lama, der die buddhistische Philosophie stets mit großer Ernsthaftigkeit gepredigt habe.

Gene und Charakter
In der Tat ist die wissenschaftliche Beweislast inzwischen geradezu erdrückend, wenn es um die Frage geht, ob die Gene eines Menschen bei der Ausformung seines Charakters eine Rolle spielen. Die Antwort ist ein eindeutiges »Ja« und sie ist einer der Gründe, weshalb dieses Buch geschrieben wurde. Über genetisch bedingte Unterschiede zwischen weiblichem und männlichem Verhalten haben wir ja

schon gesprochen. Wir haben auch erfahren, dass hier ein einziges Gen, das TDF-Gen, den Anfang macht und letztlich zu einem höheren Testosteronspiegel führt, der dann seinerseits zu einer komplexen Modifizierung des Verhaltens führt. Auch beim Thema »Gene und Treue« haben wir das Charakterliche schon gestreift. Dort vermuten wir mehrere beteiligte Gene, kennen aber bisher nur das Vasopressin-Rezeptor-Gen als bewiesenen »Moderator des Treueverhaltens«. Wenn wir jedoch über den gesamten Charakter eines Menschen sprechen, können wir sicher sein, dass hier weitaus mehr Gene mit hineinspielen, auch wenn wir sie längst noch nicht alle kennen.

Dazu kurz eine Zwischenbemerkung: Häufig werde ich gefragt, wie es angehen kann, dass man noch nicht alle menschlichen Gene kennt, wo doch das »Human Genome Project« abgeschlossen sei, bei dem man ja bekanntlich die gesamte Basensequenz des menschlichen Erbmaterials bestimmt hat. Meine Antwort lautet dann in etwa so: Ja, es ist richtig, wir kennen die gesamte Basensequenz und damit auch die Basensequenz aller Gene. Wir wissen allerdings noch lange nicht bei allen Bauanleitungen, welche Funktion das resultierende Protein hat. Das ist in etwa so, als hätten wir den Bauplan einer großen Fabrik vor uns und könnten mit einigen der darin enthaltenen Bauanleitungen beim besten Willen nichts anfangen, obgleich wir sie sehr wohl lesen können.

Was ist Charakter?

Doch zurück zu den Charaktergenen, von denen es, wie gesagt, eine Vielzahl geben muss. Einige von ihnen kennen wir heute schon. Wenn man sich diesem Thema annähert, dann wird einem allerdings zunächst einmal bewusst, was für ein nebulöses Wort das ist: Charakter. Deshalb haben Wissenschaftler lange Zeit darum gerungen, sich auf ein einheitliches, allgemein akzeptiertes Charaktermodell zu einigen. Heute ist man so weit. Das sogenannte Big-Five-Modell hat sich durchgesetzt und bietet eine akzeptable Grundlage, den Charakter eines Menschen einzuschätzen. Dieses Modell geht von fünf Hauptcharaktereigenschaften aus, von denen jede etwa 20 Untereigenschaften umfasst.

Als die Verhaltensgenetiker begannen, die genetischen Wurzeln des menschlichen Charakters zu entschlüsseln, machten sie schon bald eine erstaunliche Entdeckung: Gerade die Big Five haben eine starke genetische Komponente, vermutlich weil sie eben so wichtig sind und auch im Tierreich schon seit Jahrmillionen eine Rolle spielen. Studien mit eineiigen Zwillingen haben gezeigt, dass der Einfluss der Gene auf die Big Five ungefähr 50 Prozent beträgt! 50 Prozent unseres Charakters sind genetisch bedingt, die anderen 50 Prozent teilen Erziehung, Schicksal und freier Gestaltungsspielraum unter sich auf, wobei Letzterer im Verlaufe des Lebens eher anwächst. Dies ist ein weiterer Grund, weshalb dieses Buch geschrieben wurde.

50 Prozent unseres Charakters sind genetisch bedingt, die anderen 50 Prozent teilen Erziehung, Schicksal und freier Gestaltungsspielraum unter sich auf.

Die Big Five der Persönlichkeit

Es ist also an der Zeit, sich die berühmten Big Five einmal näher anzusehen. Folgende Eigenschaften haben den Sprung in diesen Olymp der Charakterforschung geschafft:

- emotionale Stabilität (sich gut fühlen)
- Extraversion (aus sich herausgehen können)
- Offenheit für Neues, Toleranz, Kreativität
- Freundlichkeit, Hilfsbereitschaft
- Gewissenhaftigkeit, Leistungsbereitschaft

Dem ersten Punkt, also der emotionalen Stabilität, ist ein eigenes Kapitel gewidmet (siehe Kapitel 12), in dem es um nichts Geringeres gehen soll als um das »Glücksgen«. Auch die anderen Charaktereigenschaften beeinflussen natürlich unser Lebensglück, allerdings nicht primär, sondern nur, wenn wir uns selbst für oder gegen unsere Gene entscheiden.

Besonders deutlich wird das beim Thema »Extraversion«, dem zweiten Charaktermerkmal der Big Five. Ich kannte einmal einen Schauspieler, der mit einem solch übermenschlichen Talent gesegnet war, dass es eine Schande gewesen wäre, wenn er diesen Beruf nicht ergriffen hätte. Gleichzeitig war er aber auch von Natur aus introvertiert, also einzelgängerisch, wenig gesellig und nur schwer dazu zu bewegen, seine Emotionen zu zeigen. Aus seinem Beruf bezog er Kraft und Selbstvertrauen, doch zur gleichen Zeit litt er daran, sich ständig vor anderen Menschen produzieren und Emotionen glaubhaft ausdrücken zu müssen.

Extraversion versus Introversion

Wenn wir uns eine Skala vorstellen, auf der links »Introversion« und rechts »Extraversion« steht, so bestimmen unsere Gene den Bereich auf dieser Skala, in dem wir ungefähr landen werden. Eltern mit mehreren Kindern wissen schon lange, dass Erziehung wenig damit zu tun hat, dass das eine Kind ohne Scheu auf andere Menschen zugeht, während sich das andere in sich selbst verschließt. Dies ist inzwischen auch wissenschaftlich untermauert. Die verantwortlichen Gene kennt man noch nicht so gut, weil sich Extraversion und Introversion nicht so einfach im Tierversuch testen lassen, denn Mäuse feiern außerhalb von Zeichentrickfilmen nun einmal keine Partys oder ziehen sich eigenbrötlerisch in Bibliotheken zurück. Was man hingegen gut an Mäusen untersuchen kann, ist das Phänomen Angst, vor allem Angst vor anderen Artgenossen. Und so findet man doch einen Weg zur Introversion (zu deren Merkmalen unter anderem Schüchternheit gehört): eine bestimmte Angst vor anderen Leuten (bzw. Mäusen) und deren Reaktionen auf einen selbst. Wird diese Schüchternheit krankhaft, spricht man auch von Sozialphobie. Betroffene reagieren regelrecht panisch, wenn sie sich unter Menschen begeben müssen, und meiden daher Begegnungen mit anderen so gut es geht.

Das Schüchternheitsgen ist zwar noch nicht gefunden, aber mehrere »Kandidaten-Gene« konnten bereits identifiziert werden. Alle haben mit den Botenstoffen und ihren Rezeptoren im Gehirn zu tun wie z.B. dem »Kuschelhormon« Oxytocin oder dem »Glücksboten« Serotonin. Das verwundert nicht, wenn man bedenkt, dass Charakter und Verhalten eine Sache der Hirnfunktion und -struktur sind.

Alle Kandidaten für das »Schüchternheitsgen« haben mit den Botenstoffen und ihren Rezeptoren im Gehirn zu tun wie z.B. dem »Kuschelhormon« Oxytocin oder dem »Glücksboten« Serotonin.

Erstaunlich ist jedoch, wen wir wiedertreffen, wenn wir uns mit dem Thema Schüchternheit und Sozialphobie im Tierreich beschäftigen:

unsere alten Bekannten aus dem 8. Kapitel, die Wühlmäuse. Es ist schon faszinierend, sich vorzustellen, dass ein Trupp Treueforscher und ein ganz anderer Trupp Schüchternheitsforscher sich auf die Suche nach geeigneten Studienobjekten machen und beide ausgerechnet vor Wühlmauskäfigen landen. Die Treueforscher untersuchen die Präriewühlmäuse und bemerken, dass sie es hier mit einer der wenigen monogamen Säugetierarten zu tun haben. Gegenüber stehen die Schüchternheitsforscher und betrachten die gleichen Präriewühlmäuse aus ihrem Blickwinkel. Ihnen fällt etwas anderes auf. Wenn Sie jetzt raten sollten, was, dann würden viele von Ihnen vermutlich sagen: Die treuen Präriewühlmäuse sind bestimmt zugleich auch schüchtern. Schließlich ist Schüchternheit beim Menschen mit Treue assoziiert, und andererseits sind es eher die draufgängerischen Menschen, die von Sexpartner zu Sexpartner wechseln. Nicht so bei den Wühlmäusen. Die treuen Präriewühlmausmännchen sind zugleich auch sehr umgänglich und gesellig und halten sich gerne in der Gegenwart anderer Männchen auf. Die treulosen Bergwühlmausmännchen hingegen sind introvertierte Einzelgänger, die den Kontakt zu anderen Männchen scheuen. Und wiederum liegt es am Gen für den Vasopressin-Rezeptor. Die Treue-Gen-Variante dieses Rezeptors ist zur gleichen Zeit auch die Geselligkeits-Gen-Variante. Zwei Dinge können wir für uns daraus ableiten:

1. Tierversuche sind eben nicht immer auf den Menschen übertragbar.
2. Charaktereigenschaften wie Extraversion, Introversion und Schüchternheit haben eine starke genetische Komponente.

Offenheit für Neues versus Sturheit und Beschränktheit

Ein weiterer Charakterbaustein der Big Five ist Offenheit für Neues, Toleranz, Kreativität. Das zentrale Element ist hier die Neugier. Die »Gier nach Neuem« ist gleichbedeutend mit der Begeisterung für Neues, und wir alle wissen, dass diese Begeisterung im Laufe eines Menschenlebens tendenziell abnimmt. Während ein Kind sich noch für den ersten Schnee des Winters begeistern kann und jede Flocke voll lebendigen Interesses auffängt und in der Hand schmelzen lässt, gähnt der in die Jahre Gekommene selbst im Angesicht der prachtvollsten Winterlandschaft vor Langeweile. Das hängt wohl damit zusammen, dass man als älterer Mensch eben schon einiges gesehen hat und es nicht mehr so viel wirklich Neues gibt, nach dem man gierig sein kann. Mit Genetik hat diese Entwicklung nicht viel zu tun. Aber dennoch: Es ist inzwischen wissenschaftlich belegt, dass Menschen von vorneherein unterschiedlich neugierig sind. Wobei das in keiner Weise wertend gemeint ist. Zwar mag der Selbstzufriedene, der an nichts und niemandem wirklich Interessierte und pedantisch Konservative auf andere langweiliger wirken als der Aufgeschlossene, Kreative und ständig auf Neues Brennende. Doch wir alle kennen solche Künstler- und Abenteurertypen und wissen, dass der permanente Drang nach Neuem auch seine dunklen Seiten haben kann. Irgendwann gibt es nämlich tatsächlich nichts Neues mehr, nichts Prickelndes. Und dann sucht ein solch unsteter Geist nicht selten sein Heil in diversen Süchten und Drogen.

Es ist inzwischen wissenschaftlich belegt, dass Menschen von vorneherein unterschiedlich neugierig sind.

Neugier hat nämlich sehr viel mit dem Belohnungssystem unseres Gehirns zu tun: Eine neue Erfahrung führt zur Ausschüttung des Botenstoffs Dopamin im »Belohnungszentrum« unseres Gehirns. Dopamin dockt daraufhin an ein spezielles Eiweiß an, den Dopamin-Rezeptor. Das löst eine ganze Reihe von Nervenimpulsen aus, die wir als angenehm empfinden. Je nachdem, wie gut dieser Dopamin-Rezeptor funktioniert, ist dieses angenehme Gefühl schwächer oder stärker. Bei Neugierigen (und Suchtgefährdeten) funktioniert der Rezeptor gut und das angenehme Gefühl ist stärker. Entsprechend gern wird es ausgelöst. Wie gut der Dopamin-Rezeptor funktioniert, ist nun aber eine Frage der Genetik. Genauer gesagt: eine Frage der Struktur des Dopamin-Rezeptor-Gens.

Ein Experiment mit Kohlmeisen hat dabei zu bahnbrechenden Erkenntnissen geführt. Forscher analysierten die Struktur des Dopamin-Rezeptor-Typ4-Gens (DR4) bei zwei Kohlmeisenlinien, die sich bezüglich ihres Erkundungsverhaltens unterschieden. Die Neugierigen erkundeten in einem neuen Käfig sofort mindestens vier von fünf Bäumen und näherten sich auch einer Paulchen-Panther-Figur aus Plastik mit großem Interesse. Die weniger neugierigen Vögel blieben lieber auf einem Baum sitzen und ließen sich auch von der Paulchen-Panther-Figur nicht von diesem Baum herunterlocken. Bei der Analyse des DR4-Gens stellte man dann fest, dass der Unterschied zwischen den beiden Gruppen nur in einer einzigen Base bestand. Die Sequenz des DR4-Gens war also bis auf einen einzigen Buchstaben vollkommen gleich! Man spricht bei solchen minimalen genetischen Unterschieden auch von *Single Nucleotide Polymorphisms*, kurz SNPs (sprich: Snips). SNPs sind im Übrigen auf genau jene Mutationen zurückzuführen, die Charles Darwin als Motor der Evolution postuliert hat. Wichtig ist für uns zunächst aber die Erkenntnis, dass minimale genetische Unterschiede große Folgen haben können, wie am Beispiel der Neugier gezeigt wurde. Auch beim Menschen spielt das DR4-Gen übrigens eine wichtige Rolle beim Neugierverhalten, was unsere Verwandtschaft selbst zu einer Spezies wie der Kohlmeise belegt und damit Herrn Darwin ein weiteres Mal bestätigt.

Freundlichkeit und Hilfsbereitschaft

Gibt es »nette« Tiere, bei denen man die Charaktermerkmale »Freundlichkeit und Hilfsbereitschaft« untersuchen könnte? Gerade hier ist man auf Tiermodelle angewiesen, da wir Menschen auf diesem Gebiet das Resultat unserer Erziehung sind und uns auch nicht selten verbiegen oder verstellen, um unsere egoistische Ader nicht zu sehr in den Vordergrund zu stellen. Aber noch einmal die Frage: Gibt es in der Natur überhaupt echte Freundlichkeit und Hilfsbereitschaft? Oder ist tatsächlich alles so kampfbetont, wie Darwin es gesehen hat? Sind die Netten nicht längst ausgestorben, eben weil sie sich im Überlebenskampf nicht behaupten konnten?

Eine Antwort auf diese Fragen erhält man, wenn man sich von der anderen Seite nähert. Auffällig und damit gut zu studieren ist ja niemals die Freundlichkeit, sondern ihr Gegenteil, die Aggression. Aggressives Verhalten scheint Menschen auch mehr zu faszinieren. Oder würden Sie ein Buch lesen oder einen Film sehen, in dem alle Charaktere durchgehend in perfekter und aggressionsloser Harmonie lebten? Todlangweilig, würden Sie denken, und das Buch schnell wieder zur Seite legen oder den Ausknopf auf der Fernbedienung drücken. Ganz genauso geht es auch den Wissenschaftlern, weswegen die Ergebnisse der Aggressionsforschung ganze Bibliotheken füllen, während man nach einer Freundlichkeitsforschung vergeblich sucht. Freundlichkeit ist demnach nur durch die Abwesenheit aggressiven Verhaltens definiert.

Aggressivität beginnt schon bei den ganz Kleinen, und hiermit meine ich nicht unseren menschlichen Nachwuchs, sondern eines der Lieblingstiere der Genforscher, die Taufliege (Drosophila melanogaster). Normale männliche Taufliegen attackieren ihre Mittbewerber um knappes Futter ungefähr viermal pro Minute! Das kann man mit Hilfe von Spezialkameras aufzeichnen und durch eine spezielle Software automatisch auswerten lassen, andernfalls würde eine solche Studie bei den beteiligten Wissenschaftlern natürlich schnell zu Kopfschmerzen führen. Männliche Tiere untersucht man in solchen und anderen Studien übrigens deshalb, weil ihr Grundlevel an Aggressivität durchschnittlich höher ist als der der weiblichen Tiere. Über diesen genetisch bedingten Geschlechtsunterschied haben wir im 9. Kapitel schon gesprochen. Auf diesen Grundlevel pflanzen sich dann aber Aggressivitätsmechanismen, die für beide Geschlechter gelten. Und auch diese zusätzliche, zunächst einmal geschlechtsunabhängige Aggressivität hat genetische Wurzeln. Schaltet man nämlich bei den Taufliegen ein Gen aus, das für die Produktion des Botenstoffs Octopamin zuständig ist, werden die Tiere plötzlich zahm und gehen zu einer »Leben und leben lassen«-Philosophie über. Diese besteht bei Taufliegen darin, ihre Kontrahenten nur noch gelegentlich zu attackieren (ganz kann man ihnen dieses Verhalten nicht austreiben).

Aggression hat beim Menschen eindeutig eine genetische Komponente, wie Zwillingsstudien erwiesen haben.

Octopamin hat bei der Taufliege in etwa die Funktion, die das Adrenalin bei den Säugetieren besitzt. So lag es nahe, sich bei der Erforschung des menschlichen Aggressionsverhaltens auf das Adrenalinsystem zu konzentrieren. Dass Aggression auch beim Menschen eine genetische Komponente hat, wusste man schon aus Zwillingsstudien. Dort hatte man festgestellt, dass eineiige, also genetisch identische Zwillinge von Gewaltverbrechern ein deutlich höheres Risiko haben, selbst zu Deliquenten zu werden, als zweieiige Zwillinge, die ja genetisch nicht stärker miteinander verwandt sind als normale Geschwister.

Auf die Spur des Adrenalinsystems führte dann die Untersuchung einer niederländischen Familie, die seit mehreren Generationen immer wieder Männer hervorgebracht hatte, die wegen Gewaltdelikten mit dem Gesetz in Konflikt gerieten. Eine detaillierte genetische Analyse förderte zu Tage, dass die betroffenen Männer eine auffällige Sequenz in ihrem MAO-A-Gen hatten. MAO-A steht für Monoaminoxidase Typ A, und es ist ein Enzym, welches im Gehirn Adrenalin abbaut. Was zu viel Adrenalin anrichten kann, haben wir eben schon bei den Taufliegen gesehen. Und ähnlich verhielt es sich auch bei den Mitgliedern der niederländischen Familie. Die veränderte Gensequenz führte bei den Männern dazu, dass die MAO-A nicht so gut funktionierte. Einmal ausgeschüttetes Adrenalin wurde also nicht schnell genug abgebaut, blieb im Gehirn und machte die Männer aggressiv. Doch warum nur die Männer? Dieses Mal hatte es ausnahmsweise einmal nichts mit dem Testosteron zu tun. Leider – Ironie des Schicksals? – befindet sich das MAO-A-Gen jedoch auf dem X-Chromosom, von dem Männer bekanntermaßen nur eines haben. Ist das MAO-A-Gen defekt, schlägt es bei Männern daher voll durch. Frauen mit einem defekten MAO-A-Gen sind durch ihr zweites X-Chromosom geschützt, auf dem eine intakte Kopie des MAO-A-Gens liegt. Sie geben die Neigung zu Aggression also nur weiter, ohne selbst aggressiv zu werden. Ähnlich verhält es sich übrigens auch mit diversen Krankheiten, bei denen die verursachenden Gene auf dem X-Chromosom liegen. Ein bekanntes Beispiel ist die Rot-Grün-Blindheit. Ein anderes die Bluterkrankheit. Frauen vererben die Krankheit weiter, aber nur Männer erkranken.

Wer jetzt auf die Idee kommen sollte, der Natur wegen solcher Vorkommnisse Diskriminierung der Männer vorzuwerfen, dem sei gesagt, dass es mindestens 50 weitere Gene geben soll, die das Aggressionsverhalten mitsteuern. Viele davon »wirken« auch bei Frauen (deren sprichwörtliche Zickigkeit ja auch nicht ganz ohne genetische Wurzel sein kann …).

Gewissenhaftigkeit und Leistungsbereitschaft

Sollte man Menschen mit einem hohen Maß an »Gewissenhaftigkeit und Leistungsbereitschaft« mit einem einzigen Wort charakterisieren, so wäre dies das Wort »müssen«. Solche Menschen *müssen* immer irgendetwas: sich optimal ernähren, alle Termine einhalten, To-do-Listen abarbeiten, überall die Besten sein und so weiter und so fort. In meinem Buch »Stress-Intelligenz« habe ich diese Menschen dem Stress-Typ des »Angespannten« zugeordnet, dem es nicht gelingt, auch nur eine Minute am Tag abzuschalten, weil ja in der Zeit noch etwas erledigt werden könnte. Dieser Charakter- und Stress-Typ ist gerade in unserer deutschen Gesellschaft sehr verbreitet, weswegen wir international auch nicht gerade als die Weltmeister des »Laisser-faire« gelten (nicht umsonst ein französisches Wort). Auf Neudeutsch nennt man solche gewissenhaften Menschen auch Kontrollfreaks, weil sie ständig mit der Einhaltung von Regeln bei sich und bei anderen beschäftigt sind. Der Extremfall eines solchen Menschen ist der Zwanghafte, den sein eigenes Gehirn dazu verurteilt, sich ständig die Hände waschen zu *müssen*, ständig bestimmte Gedanken denken zu *müssen* und Ähnliches. Und genau hier setzt auch die genetische Forschung an, denn im Mittelfeld ist es immer schwer, Unterschiede zu definieren. Der Wissenschaftler liebt die Extrembeispiele, weil diese ihm signifikante Unterschiede zwischen zwei Gruppen aufzeigen können.

Etwa ein bis zwei Prozent der Menschen in Deutschland sind von einer zwanghaften Persönlichkeitsstörung betroffen. Hat man einen Blutsverwandten mit einer Zwangsstörung, steigt dieses Risiko auf 25 Prozent. Wiederum haben eineiige Zwillinge von Betroffenen ein deutlich erhöhtes Risiko als zweieiige. All dies sind eindeutige Hinweise darauf, dass Gewissenhaftigkeit und ihre extremste Form, eben die Zwanghaftigkeit, auch eine genetische Wurzel haben.

Es gibt eindeutige Hinweise darauf, dass Gewissenhaftigkeit und ihre extremste Form, die Zwanghaftigkeit, eine genetische Wurzel haben.

Wie bei allen genetisch beeinflussten Charaktereigenschaften ist hier ebenfalls eine ganze Gen-Mannschaft verantwortlich. Anders als in der Treue- und der Aggressionsforschung hat man bei der Zwanghaftigkeit aber noch keinen Superstar identifizieren können. Da gibt es Hinweise auf veränderte Sequenzen in Genen mit so schillernden Namen wie OLIG2, NRTRK3, BNDF und SAPAP3. Die muss man sich nicht alle merken, vielleicht nur SAPAP3, denn aus dem könnte noch etwas werden. Schaltet man nämlich in Mäusen das SAPAP3-Gen (das für die Signalübertragung in bestimmten Hirnregionen zuständig ist) aus, so fallen sie durch ein Verhalten auf, welches sehr stark an menschliche Zwanghaftigkeit erinnert: Sie putzen exzessiv ihr Gesicht, und zwar so lange, bis sich kahle Stellen bilden. Zwar kann man Mäuse schlecht fragen, welche Gedanken ihnen bei diesem genetischen Experiment durch den Kopf gehen, doch sie liefern durch ihr abnormes Verhalten einen ersten Hinweis darauf, wie ein einziges Gen für die doch recht komplexe Charaktereigenschaft der Zwanghaftigkeit verantwortlich zeichnen kann.

Spielraum für die Entwicklung des Charakters

Wir sind am Ende dieses auch aus ethischer Sicht recht diffizilen Kapitels angekommen, geht es doch um nicht mehr und nicht weniger als die Beeinflussbarkeit der charakterlichen Entwicklung eines Menschen. Wir alle möchten gerne glauben, dass wir frei sind, unsere eigene charakterliche Entwicklung und die unserer Kinder selbst zu gestalten. Die moderne Genetik lässt uns diese Freiheit. Sie hat uns gelehrt, dass unsere Gene zwar die wesentlichen Säulen unseres Charakters mitbestimmen, dass sie uns in den allermeisten Fällen jedoch einen recht großen Spielraum lassen, den wir selbst ausgestalten dürfen. Diesen Spielraum zu kennen, erhöht unsere Fähigkeit, glücklich zu werden, denn ganz verlassen können wir ihn nicht. Stellen wir uns eine komfortable Limousine vor, mit der wir auf angenehme Weise fast überall dorthin gelangen können, wohin wir möchten. Wenn wir uns allerdings entscheiden, mit dieser Limousine an der Rallye Paris–Dakar teilzunehmen, werden wir Schwierigkeiten bekommen.

Unsere Gene bestimmen zwar die wesentlichen Säulen unseres Charakters mit, sie lassen uns in den allermeisten Fällen jedoch einen recht großen Spielraum, den wir selbst ausgestalten dürfen.

Teil 3 – Gene sind kein Schicksal

Mozart, Einstein und Castingshows

11 Mit fünf Jahren komponierte er sein erstes Klavierstück, mit acht gab er umjubelte Konzerte in ganz Europa und mit elf schrieb er seine erste Oper. Ganz Europa staunte über den kleinen Jungen, der mit seinem Vater und mit seiner Schwester auf die beschwerlichste Weise von einer Metropole zur anderen reiste, um sein außerordentliches musikalisches Können zur Schau zu stellen. An ihn denkt man zuerst, wenn das Wort »Wunderkind« fällt. *Kein* Wunder, entgegnen jene, die dem insbesondere in Deutschland verbreiteten Geniekult Einhalt gebieten möchten. Diesem Geniekult zufolge lassen sich solche außerordentlichen Leistungen direkt von einem göttlichen Prinzip ableiten, ja sie beweisen sogar die Existenz eines solchen Prinzips, wie kein Geringerer als Johann Wolfgang von Goethe behauptete. Kein Wunder – denn wer sonst hatte von frühester Kindheit an eine so professionelle musikalische Ausbildung wie der kleine Wolfgang Amadeus Mozart aus Salzburg?

Wie anders liest sich dagegen diese Biographie: Sein Vater war, was man seinerzeit einen Trunkenbold nannte. Jede Nacht kam er sternhagelvoll nach Hause, prügelte seinen halbwüchsigen Sohn aus dem Bett und zwang ihn, immer wieder die gleichen Stücke am Klavier zu spielen, und zwar unter fortgesetzten Schlägen. Als der Vater starb, konnte sich der junge Mann endlich all den Dingen widmen, die ihn wirklich interessierten und zu denen ihn niemand unter Schlägen zwingen musste. Und er entschied sich … für die Musik. Er wurde einer der gefeiertsten Musiker seiner Zeit und ist heute der weltweit meistgespielte Komponist überhaupt. Nichts und niemand war in der Lage, das in ihm verborgene Talent zu zerstören, weder sein tyrannischer Vater noch die Taubheit, die sich schon früh in seinem Leben bemerkbar machte und die in seinen letzten Jahren vollständig wurde. So wurde Ludwig van Beethoven auf einem ganz anderen Wege als Mozart zu einem Inbegriff für musikalisches Genie.

Gene, Intelligenz und Talent

»Begabung« oder gar »Genie« sind in unserer Gesellschaft heikle Begriffe. Tief scheinen sie in das Prinzip der Chancengleichheit einzugreifen, das unserem modernen Bildungssystem zugrunde liegt (zumindest theoretisch). Und so beginnen wir erst langsam zu verstehen, was Chancengleichheit realistischerweise bedeuten kann. Chancengleichheit heißt nämlich nichts anderes, als dass in einer modernen Gesellschaft jeder die Chance bekommen sollte, seine individuellen Begabungen zu erkennen und zu entfalten, unabhängig von seiner sozialen Herkunft. Auch davon sind wir noch weit entfernt, aber zumindest sind wir nicht mehr so hartnäckig daran interessiert, die unterschiedlichen Begabungsprofile unserer Kinder zu leugnen.

Die gute Nachricht ist dabei, dass jeder Mensch – ich wiederhole: jeder – auf mindestens einem Gebiet begabt ist. Eine allzu einseitige Fixierung auf den Intelligenzquotienten hat in der Vergangenheit verhindert, dass wir all die vielfältigen Begabungen als das ansehen, was sie sind: nämlich als untereinander gleichwertig und als Chance, etwas aus seinem Leben zu machen. So gibt es neben der logisch-mathematischen auch die sprachliche Begabung, die musikalische, die zeichnerische, die körperliche (Sport), die stimmliche (mit einer Stimme allein kann man eine Weltkarriere machen, siehe »The Voice«, Frank Sinatra), die schauspielerische, die komödiantische und kabarettistische, die handwerkliche und die intuitive Begabung (Stichwort »emotionale Intelligenz«), um nur die häufigsten Formen zu nennen. Auch gibt es natürlich Generalisten, die für fast alles ein bisschen begabt sind, ohne in einem Punkt wirklich hervorzustechen. In Zukunft werden wir hoffentlich dazu gelangen, all diese Begabungen als gleichwertig anzusehen und unsere Kinder dabei zu unterstützen, sie zu entwickeln, statt sie über Jahrzehnte mit unnützem Wissensballast zu ersticken.

Jeder Mensch – ich wiederhole: jeder – ist auf mindestens einem Gebiet begabt.

Und wenn wir von Begabung, Talent oder Intelligenz reden, dann kommen wir auch an der Genetik nicht vorbei, was die Sache für einige natürlich noch heikler macht. Wobei ich mich bei all diesen Diskussionen immer wieder frage, was so heikel daran sein soll, der Wahrheit ins Gesicht zu sehen, zumal sie so erschütternd in diesem Fall gar nicht ist.

Eines kann man nämlich zur Beruhigung derer, die *Schöne Neue Welt* von Aldous Huxley gelesen und verinnerlicht haben, schon einmal sagen: *Das* Intelligenz- oder *das* Talentgen ist noch nicht gefunden und wird auch nicht gefunden werden. Menschen durch einfache genetische Manipulation unterschiedlichen »Intelligenz-Klassen« wie »Alpha«, »Beta«, »Gamma« zuzuteilen, wird daher – Gott sei Dank – nicht so leicht möglich sein. Eine große englische Studie hat beispielsweise für knapp 50 Gene gezeigt, dass sie den Intelligenzquotienten beeinflussen (in Wirklichkeit werden es noch einige Dutzend mehr sein). Jedes dieser Gene hatte aber allein nur einen Einfluss von 0,4 Prozent auf den IQ. Man muss davon ausgehen, dass es bei allen anderen Begabungen ähnlich aussieht. Insofern können wir derzeit nur sagen, dass die Gene einen erheblichen Einfluss auf unsere Intelligenz und unsere Begabungen haben. Wie groß dieser Einfluss genau ist und welche Gene alle daran mitwirken, wissen wir noch nicht. Einen Mozart oder einen Einstein müssen wir aber immer noch auf konventionelle Weise erkennen. Und auch die Castingshows im Fernsehen zur Entdeckung neuer Talente werden auf absehbare Zeit nicht durch Gentests ersetzt werden können – was der eine oder andere sicher schade findet.

Derzeit können wir nur sagen, dass die Gene einen erheblichen Einfluss auf unsere Intelligenz und unsere Begabungen haben. Wie groß dieser Einfluss genau ist und welche Gene alle daran mitwirken, wissen wir noch nicht.

Das Glücksgen

12 Wir haben diesen Teil des Buches mit der Gesundheit begonnen und schließen ihn mit dem Glück ab. Das sind die beiden wichtigsten menschlichen Wünsche, wie sie auf keiner Glückwunschkarte fehlen dürfen: Gesundheit und Glück. Solange man diese beiden hat, kann es einem gleichgültig sein, wie schüchtern man ist oder wie begabt. Doch was sollten wir eigentlich unter Glück verstehen?

Glücklich sein oder Glück haben

Über Glück zu reden und zu schreiben ist derzeit sehr in Mode, was anzeigt, dass die Menschen glauben, nicht genug davon zu haben. Erfreulicherweise haben wir uns in den letzten Jahren etwas von einem rein materialistisch ausgerichteten Glücksbegriff entfernt. Ohne sich komplett von materiellem Erfolg und Konsum unabhängig zu machen, erkennen immer mehr Menschen, dass »das gute Gefühl, Geld zu haben, weniger intensiv ist als das Scheißgefühl, keines zu haben«, wie es Herbert Achternbusch ausgedrückt hat. Der legendäre griechische Reeder Aristoteles Onassis hat das ebenfalls erkannt, als er sagte: »Wenn ein Mensch behauptet, mit Geld lasse sich alles erreichen, darf man sicher sein, dass er nie welches gehabt hat.«
Auch die Idee, Glück mit günstigen äußeren Ereignissen gleichzusetzen, ist veraltet. Wir freuen uns, wenn wir »Glück haben«, etwa weil wir im Lotto gewonnen haben oder einem Unfall knapp entgangen sind. Bauen können wir darauf nicht. In angelsächsischen Ländern weiß man das schon länger und hat zwei Wörter dafür: happiness (glücklich sein) und luck (Glück haben). Die Großmutter meiner Frau hatte ein originelles Rezept, um das »luck-Glück« zu erlangen. Sie betete jeden Abend zu Gott, er möge ihr einen Lottogewinn bescheren. Den Hinweis, dass sie dafür auch Lotto spielen müsste, konterte sie mit der Aussage: »Wenn Gott will, dass ich im Lotto gewinne, dann wird er das auch durchsetzen, ohne dass ich dafür spielen muss.«

Beziehungen können glücklich machen

Etwas mehr Nachhaltigkeit hat da schon ein Glücksbegriff, der auf die Beziehungen zu anderen Menschen setzt. Tatsächlich sind die wenigsten Menschen in der Lage, ganz ohne Beziehungen glücklich zu werden. Über das perfekte Glück mit einem Lebenspartner haben wir allerdings idealisierte Vorstellungen, genährt von unzähligen, die romantische Liebe verklärenden Filmen, in denen »Happy End« nur bedeutet, dass zwei Menschen endlich zusammenfinden. Im wahren Leben ist das aber meist nur der Anfang, und im darauffolgenden Beziehungsalltag müssen die meisten Menschen Zugeständnisse an ihre ursprüngliche Idee vom Glück machen.

Feste Partnerschaften sowie funktionierende Beziehungen zu anderen Menschen innerhalb und außerhalb der Familie sind glücksfördernd.

Dennoch gibt es wissenschaftlich gesehen keinen Zweifel daran, dass in festen Partnerschaften lebende Menschen im Durchschnitt glücklicher sind als Singles, wobei Ausnahmen wie immer die Regel bestätigen. Auch funktionierende Beziehungen zu anderen Menschen innerhalb und außerhalb der Familie sind glücksfördernd. Leider müssen wir für all dieses aus Beziehungen erwachsende Glück – so fern es denn erwächst – gar nicht so selten einen hohen Preis bezahlen. Dann nämlich, wenn diese Beziehung zu Ende geht, sei es, weil man sich voneinander trennt, oder sei es, weil einer der Partner verstirbt. Dann ist der Schmerz zunächst einmal so groß, wie vorher das Glück war.

Das Glück in sich finden

Überhaupt ist das an andere Menschen gebundene Wunschdenken nicht ganz ohne Risiko – auch wenn wir uns als soziale Wesen nicht gänzlich davon befreien können. Das gilt für Partnerschaften ebenso wie für das berufliche Fortkommen oder überhaupt jeglichen Erfolg, denn diesen gibt es definitionsgemäß nicht ohne die Anerkennung anderer. Seit Jahrtausenden bemühen sich daher auch die Philosophen und die Geistlichen aller Religionen darum, einen Weg zu einer stabileren Art von Glück zu finden. Einen Weg, den wir unabhängig davon beschreiten können, wie viel Geld wir verdienen, welche glücklichen Ereignisse uns zufällig treffen und wie unsere Beziehungen zu anderen Menschen funktionieren. Dieser Weg führt immer, das heißt in allen Philosophien und Religionen, zu einem Zustand geistiger und emotionaler Ausgeglichenheit, der gelegentlich auch als heitere Gelassenheit bezeichnet wird. *Wie* man dorthin gelangt, darüber mag es unterschiedliche Meinungen geben. *Dass* es sich um den vielversprechendsten Weg zu einem dauerhaften Glück handelt, darüber ist man sich im Prinzip weltweit (!) einig.

Geistige und emotionale Ausgeglichenheit ist die Basis dauerhaften Glücks, andere Parameter dürfen gern noch hinzukommen, abhängig machen sollten wir uns von ihnen nicht.

Geistige und emotionale Ausgeglichenheit ist die Basis dauerhaften Glücks, alle anderen genannten Parameter dürfen gern noch hinzukommen, abhängig machen sollten wir uns von ihnen nicht.

Glück als geistiger und emotionaler Grundzustand

Und genau hier kommt die Genetik ins Spiel. Erinnern wir uns an die Big Five, die fünf wichtigsten Grundeigenschaften des menschlichen Charakters. Sie werden nun als Gegensatzpaare aufgeführt:

- emotionale Stabilität/emotionale Labilität
- Extraversion/Introversion
- Offenheit für Neues/Sturheit
- Freundlichkeit/Unfreundlichkeit (Aggression)
- Gewissenhaftigkeit/Unzuverlässigkeit

All diese Eigenschaften tragen dazu bei, einen glücklicheren oder unglücklicheren Grundzustand in unseren Seelen zu erzeugen. Entscheidend, und daher an dieser Stelle gesondert besprochen, ist jedoch der erste Punkt. Wer emotional labil ist, das heißt zu Ängsten und Depressionen neigt, seien sie begründet oder nicht, ist unglücklicher als der emotional Stabile. Sein Gehirn, seine Seele, erreichen eben nicht so leicht den erstrebten Zustand heiterer Gelassenheit, der anderen in die Wiege gelegt zu sein scheint.

Hochinteressant ist in diesem Zusammenhang die berühmte Studie zur seelischen Verfassung von Menschen, die einen schweren Unfall gerade so überstanden haben und nun mit einer dauerhaften Behinderung leben müssen. Ein Jahr nach einem solchen schrecklichen Ereignis fühlten sich die meisten so, wie sie sich auch vor dem Unfall gefühlt hatten. Die Depressiven waren immer noch depressiv, aber auch die zuvor Glücklichen waren immer noch glücklich (oder wieder)! Das Gleiche beobachtete man im umgekehrten Fall. Ein Jahr nach einem großen Lottogewinn sind die Depressiven immer noch (oder wieder) depressiv. Den ohnehin schon Glücklichen konnte der Lottogewinn naturgemäß nichts anhaben.

Glück ist also ein geistiger und emotionaler Grundzustand. Dieser Zustand wird durch die Konzentration bestimmter Botenstoffe im Gehirn reguliert, von denen der wichtigste das Serotonin ist. Im Gegensatz zu den kurzen Momenten exzessiver Glücksgefühle, welche im Belohnungszentrum unseres Gehirns über (Nor-)Adrenalin und Dopamin vermittelt werden, z. B. nach einem Sieg der eigenen Mannschaft bei der Fußballweltmeisterschaft, im Gegensatz zu solchen »Adrenalin-Kicks« also ist die moderatere, dafür aber dauerhafte heitere Gelassenheit eine Frage des Serotoninspiegels. Hier greifen moderne Antidepressiva ein: Durch eine Erhöhung des Serotoninspiegels wird die depressive Grundstimmung gebessert. Und genau hier sind die Wissenschaftler auch auf der Suche nach dem »Glücksgen« fündig geworden. Die meisten von uns haben ja schon immer geahnt, dass die Glücksfähigkeit eine genetische Wurzel haben muss. Kennen wir nicht alle diese »Sonnenschein«-Kinder, die nie lange verstimmt sind, häufig lächeln oder lachen und immer gute Laune verbreiten?

Eine dauerhafte heitere Gelassenheit ist eine Frage des Serotoninspiegels. Dieser ist genetisch bedingt, kann aber auch durch Medikamente erhöht werden.

Diese Ahnung ist inzwischen längst durch mehrere Studien bestätigt worden. Dabei hat man festgestellt, dass Unterschiede im Gen für den Serotonin-Transporter dafür mitverantwortlich sind, wie depressionsanfällig ein Mensch ist. Setzen unsere Nervenzellen im Gehirn Serotonin frei und erzeugen auf diese Weise eine positive Stimmung, so wird dieses Serotonin rasch wieder in die Nervenzellen aufgenommen, und zwar durch den Serotonin-Transporter. Das ist notwendig, damit wir nicht ständig »high« sind und alle Gefahren um uns herum ignorieren. Bei einigen Menschen liegt nun eine genetische Veränderung im Gen für den Serotonin-Transporter vor, die ihn besonders effizient macht. So ist das gute Serotonin immer sofort wieder verschwunden und der betroffene Mensch neigt zu depressiver Stimmung. Antidepressiva setzen übrigens genau an diesem Transporter an. Indem sie ihn blockieren, verbleibt das Serotonin länger außerhalb der Nervenzelle und kann so seine wohltuende Wirkung entfalten.

Den Spielraum des Glücksgens nutzen

Heißt das nun, dass wir eigentlich (fast) alle Antidepressiva einnehmen und zu einer »Prozac-Nation« werden sollen, wie ein zynischer Zeitgenosse das heutige Amerika einmal genannt hat? Oder können wir den Serotoninspiegel selbst steigern, selbst wenn unser Transporter genetisch bedingt allzu gut funktionieren sollte? Nun, wir wissen heute, dass unsere Grundstimmung zu etwa 50 Prozent genetisch vorgegeben ist. Den meisten von uns bleibt also genügend Spielraum, um zu einer positiven Grundeinstellung zu finden, sei es durch Bewegung, durch Entspannungsübungen oder durch Meditation. Dieser Weg ist nicht immer einfach und auch nicht kurz. Aber es lohnt sich ihn zu gehen. Schließlich geht es um nichts Geringeres als um die Basis unseres Lebensglücks. Wer allerdings das Gefühl hat, nicht allein aus einem Tal herauszukommen und immer wieder gegen seine eigenen genetischen Wände anzurennen, der sollte nicht zögern, einen Arzt aufzusuchen. Denn manchmal ist es einfach so, dass nur Medikamente oder auch Hormone helfen, die Schranken der Genetik zu überwinden und trotz ungünstiger Vorgaben zu einem glücklichen Menschen zu werden.

Die moderne Psychologie und Pharmazie erlauben auch Menschen ohne Glücksgen, sich gut zu fühlen und ein gelungenes Leben zu führen.

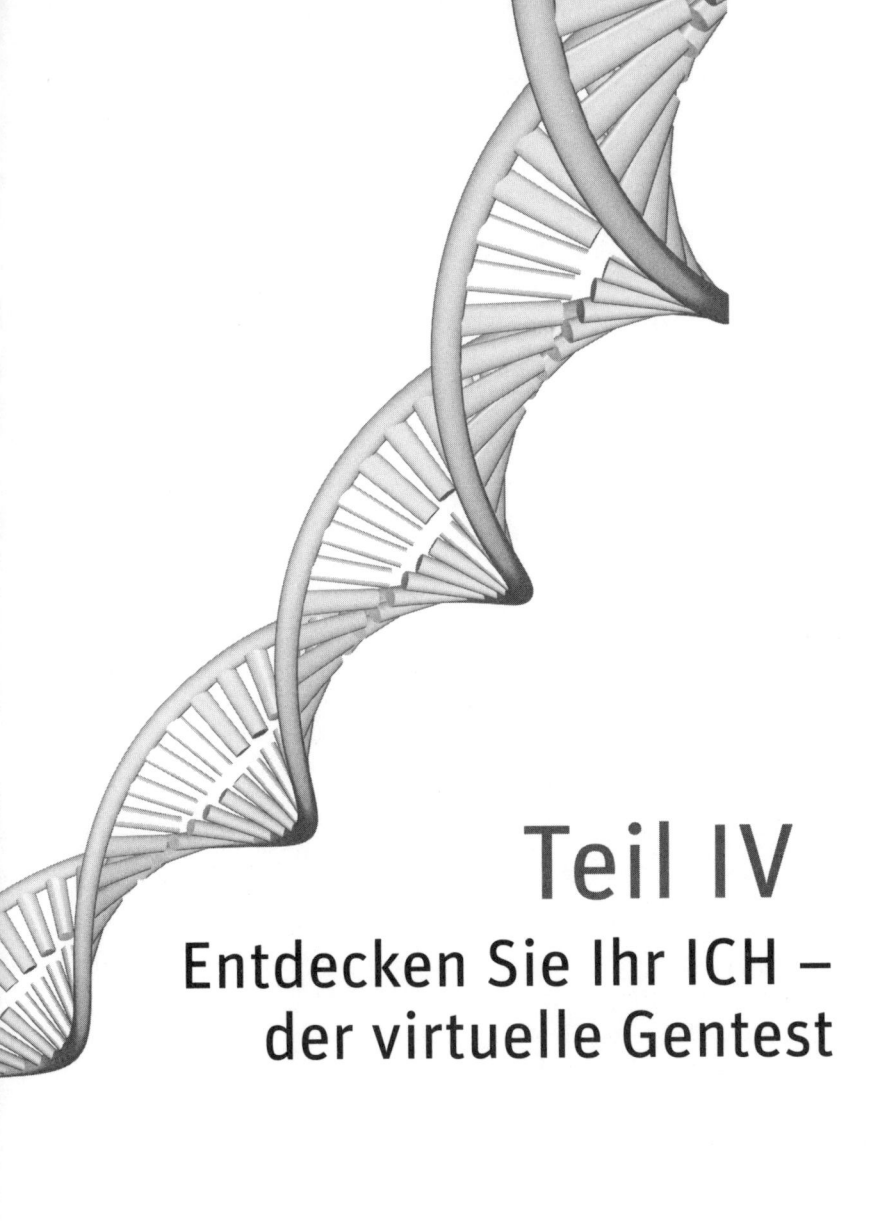

Teil IV

Entdecken Sie Ihr ICH –
der virtuelle Gentest

Bestimmen Sie Ihre Veranlagung

13 Falls Sie jemals Berührungsängste mit dem Thema Genetik hatten, so haben Sie diese mit dem Kauf dieses Buches ja schon ein wenig überwunden. Inzwischen haben Sie sich in die Welt der Gene hineingelesen und sind nun hoffentlich bereit für einen virtuellen Gentest.

Bevor wir uns ansehen, was dies genau ist, möchte ich noch einmal Folgendes feststellen, auch wenn ich mich damit wiederhole: Jeder Mensch ist das Resultat seiner genetischen Anlagen *plus* all seiner Erlebnisse von dem Moment an, in dem sich Samen- und Eizelle vereinigt haben. Es ist also nichts genetisch *festgelegt*. Vielmehr geben unsere Gene eine *Bandbreite* für all unsere körperlichen Merkmale und Charaktereigenschaften vor. Was uns vom Mutterleib an widerfährt, kann diese Bandbreite nach oben oder nach unten ausreizen, es kann allerdings nicht darüber hinausgehen. Auch für die meisten Krankheiten gibt es nur genetische *Neigungen*. Ob die Krankheit dann ausbricht oder nicht, hängt vom individuellen Lebensstil ab.

Was ist ein virtueller Gentest?

Ein virtueller Gentest beruht darauf, dass einzelne Eigenschaften abgefragt werden, von denen man weiß, dass sie zu einem Gutteil genetisch gesteuert sind. Setzt man diese einzelnen Eigenschaften zusammen, entsteht daraus ein virtuelles Genprofil, also ein ungefähres Muster der vorgegebenen Eigenschaften. Dabei geht es vor allem um den Charakter und die Gesundheit. Aussehen und Intelligenz werden nicht abgefragt, da Ersteres nur eines Blicks in den Spiegel bedarf und Letztere mit Hilfe anderer Testmethoden (IQ-Test) viel genauer erfasst werden kann. Unser virtueller Gentest ist also ein Weg, sich selbst besser kennenzulernen, seine Stärken und Schwächen zu identifizieren, zu verstehen, warum man sich in dem einem Umfeld wie »ein Fisch im Wasser« fühlt und in dem anderen »nicht aus seiner Haut kann«, selbst wenn man es möchte. Es versteht sich von selbst, dass man lebenswichtige Entscheidungen nicht allein aufgrund eines solchen Testergebnisses fällen sollte. Der Test ist also nicht mehr und nicht weniger als ein innovativer Anstoß, über sich selbst nachzudenken.

So machen Sie den Test

Der Test besteht aus 120 Aussagen. Dabei geht es immer um Sie selbst und um Ihre Familie, also um Ihre Blutsverwandten. Wundern Sie sich nicht, dass einige Aussagen sehr ähnlich klingen. Prüfen Sie nur, ob diese auf Sie zutreffen, und vergeben Sie entsprechend Punkte:

stimmt:	4 Punkte
stimmt eher:	3 Punkte
weiß ich nicht:	2 Punkte
stimmt eher nicht:	1 Punkt
stimmt nicht:	0 Punkte

Aussage	Punkte	Symbol	
Meine gesamte Verwandtschaft besteht aus fröhlichen und ausgeglichenen Leuten; Angststörungen und Depressionen kommen nicht vor.	2	●	✓
Ich habe als Kind gerne aufgeräumt und konnte es nicht leiden, schmutzig zu sein.	3	◑	✓
In einer Familie gibt es sehr gesellige Menschen (z. B. Don Juans, Abenteurer, Schauspieler etc. ...).	0	○	✓
In meinen ersten Partnerschaften in meiner Teenagerzeit war ich treu.	4	◮	✓
Ich habe schon immer gerne Geschichten gehört und hatte als Kind auch selbst eine blühende Phantasie.	4	⊕	✓
In meiner Familie hatte schon einmal jemand einen Herzinfarkt oder einen Schlaganfall, obwohl er nicht geraucht hat, keinen hohen Blutdruck und einen normalen Cholesterinwert hatte.	2	◪	✓
Meine Eltern sind/waren beide glückliche Leute, keiner von beiden ist/war depressiv.	2	●	✓
Als Kind hatte ich häufig Mitleid mit Tieren.	1	◉	✓

Teil 4 – Entdecken Sie Ihr ICH – der virtuelle Gentest

Aussage	Punkte	Symbol
Es war schon immer so, dass ich schnell ein schlechtes Gewissen bekomme, selbst wenn mir andere Menschen gar nicht böse sind.	4	❍
Bereits als Teenager war ich der Mittelpunkt jeder Party und genoss es, wenn ich Aufmerksamkeit auf mich zog.	3	○
Als ich klein war, fühlte ich mich im Prinzip immer gerecht behandelt.	0	●
Ich gelte als zuverlässig – das war schon immer eine meiner Eigenschaften und ist es bis heute.	4	◭
Als Kind war ich selten krank.	0	○
Der Mensch in meiner Familie, der mir am ähnlichsten ist, ist eitel und liebt große Auftritte.	3	○
Unter meinen nächsten Verwandten gibt es einen oder mehrere begabte Künstler.	1	✦
In Stressphasen wirken bei mir nur Zigaretten, Alkohol oder Medikamente (Schmerzmittel, Beruhigungsmittel).	4	◪
Mein Vater hat/hatte entzündliches Gelenkrheuma (keine Arthrose).	2	■
Mir war noch nie etwas peinlich.	1	○
In Bezug auf mich wurde schon häufiger das Wort »Talent« verwendet.	1	✦
Schon als Kind konnte ich auf Dinge verzichten, um dafür später eine größere Belohnung zu bekommen.	1	◭
Als Kind habe ich immer viel Abwechslung gebraucht. Ich fand es langweilig, stundenlang das gleiche Spiel zu spielen.	1	✦

Aussage	Punkte	Symbol	
Ich komme aus einer sehr zurückhaltenden Familie, in meiner Verwandtschaft hatte noch niemand eine Führungsposition inne.	1	◉	∨
Als Kind ist es mir nicht schwergefallen, zu teilen und anderen etwas abzugeben.	4	◉	∨
Ich bin nicht besonders neugierig.	1	◔	
Als Kind habe ich in jeder Gruppe den Ton angegeben.	1	○	∨
Nikotin ist für mich von Anfang an eine Droge und keine Genussmittel gewesen.	4	◫	∨
Ich hatte schon einmal eine Thrombose.	0	◪	∨
Bei mir wurden schon einmal Darmpolypen entfernt.	0	◙	∨
Die meisten Partnerschaften in meiner Familie sind stabil.	0	◔	∨
Um Streit zu vermeiden, habe ich mich mit meiner eigenen Meinung schon immer eher zurückgehalten.	1	◉	∨
Als Kind war ich wenig aufmüpfig und habe im Prinzip das getan, was meine Eltern von mir erwartet haben.	1	◐	∨
Mein körperliches Schamgefühl hat sich spät entwickelt und ist nicht sehr ausgeprägt.	0	○	∨
Seit ich denken kann, gehe ich gern auf Partys und große Veranstaltungen.	1	○	∨
Ich habe meine Hausaufgaben in der Schule regelmäßig und immer ordentlich gemacht.	1	◐	∨
Meine Eltern waren sich zeitlebens treu.	1	◔	∨
Als kleines Kind habe ich mich alles Mögliche getraut und hatte wenige Berührungsängste, Schüchternheit kannte ich nicht.	1	●	∨

Aussage	Punkte	Symbol	
Meine Mutter hat/hatte eine Zuckerkrankheit, die • vor dem 40. Lebensjahr begann (4 Punkte), • vor dem 50. Lebensjahr begann (3 Punkte), • vor dem 60. Lebensjahr begann (2 Punkte), • vor dem 70. Lebensjahr begann (1 Punkt), • sie hat (bisher) keine Zuckerkrankheit (0 Punkte).	0	▣	✓
Ich habe als Kleinkind bereits sehr früh keine Windeln mehr gebraucht.	2	⊙	✓
Meine Familie ist schon seit mehreren Generationen recht unkonventionell.	3	⊕	✓
In meiner Familie gibt es viele Beamte.	0	⊙	✓
Ich habe mich von klein auf schlecht gefühlt, wenn ich eine Aufgabe nicht perfekt erledigt habe.	1	⊙	✓
Keiner meiner Eltern ist alkoholkrank oder nikotinsüchtig.	4	●	✓
Mich hat noch nie jemand als faul bezeichnet, auch nicht in meiner Kindheit.	0	⊙	✓
Ich bin ein »Sucht-Mensch«.	1	◢	✓
Schon als Jugendlicher/junger Erwachsener war mein Blutdruck eher an der oberen Grenze.	0	◢	✓
Einer meiner Eltern und/oder einer meiner Großeltern hatte/n vor dem 70. Lebensjahr einen Schlaganfall oder einen Herzinfarkt.	1	◢	✓
Mein Großvater mütterlicherseits ist über 90 (geworden).	1	▮	✓
Einer meiner Eltern und/oder einer meiner Großeltern hatte/n vor dem 60. Lebensjahr einen Schlaganfall oder einen Herzinfarkt.	0	◢	✓

Aussage	Punkte	Symbol
Ich reagiere körperlich (Unruhe, Zittern, Schwitzen), wenn ich nicht rauche, keinen Alkohol trinke oder keine Beruhigungsmittel einnehme.	3	◨
Ich stehe ständig unter Strom, so bin ich nun mal.	3	◣
Einer meiner Eltern und/oder einer meiner Großeltern hatte/n vor dem 70. Lebensjahr Brustkrebs bzw. Prostatakrebs.	0	◙
Es ist mir immer leichtgefallen, anderen zu vertrauen, allerdings musste ich dafür auch manches Mal bezahlen.	4	◉
Ich habe eine »künstlerische Ader«.	4	✦
Ich komme aus einer »Krebs-Familie«.	4	◙
Meine Mutter hat/hatte Heuschnupfen oder Asthma.	0	◼
Mir war es nie besonders wichtig, was andere über mich denken.	3	●
Ich war ein lautes, aufgewecktes und körperlich sehr aktives Kind.	1	○
In der Familie meines Vaters gibt es viele Übergewichtige.	4	◧
Mein vegetatives Nervensystem ist sehr stabil, d. h., ich werde nicht leicht rot, mein Puls ist ruhig, ich zittere nicht bei Aufregung und ich schwitze nicht so leicht.	1	●
In meiner Familie gibt es einen oder mehrere Fälle von Lungenkrebs vor dem 70. Lebensjahr.	0	◙
Meine Mutter ist/war Alkoholikerin.	1	◨
Mein Sexualtrieb ist nicht sehr ausgeprägt.	0	◓

Aussage	Punkte	Symbol	
In meiner Familie gibt es einen oder mehrere Fälle von Darmkrebs vor dem 70. Lebensjahr.	0	◉	✓
Ich war ein »hyperaktives« Kind, litt also unter dem Aufmerksamkeitsdefizitsyndrom.	0	✪	✓
In meiner Familie gibt es einen oder mehrere Fälle von schwarzem Hautkrebs (Melanom).	0	◉	✓
Mein Großvater väterlicherseits ist über 90 (geworden).	0	◻	✓
In meiner Familie gibt es einen oder mehrere Fälle von Lungenkrebs bei einem Nichtraucher.	2	◉	
Seit jeher faszinieren mich Magie und Spiritualität.	4	✪	✓
Ich habe als Kind oder Jugendlicher eine Krebserkrankung überstanden.	0	◉	✓
Seit meiner Pubertät war ich immer sexuell »hungrig«, unabhängig davon, wie oft ich Sex hatte.	1	◈	✓
Einer meiner Großeltern ist über 100 (geworden).	0	◻	✓
Mein Vater hat/hatte eine Zuckerkrankheit, die • vor dem 40 Lebensjahr begann (4 Punkte), • vor dem 50. Lebensjahr begann (3 Punkte), • vor dem 60. Lebensjahr begann (2 Punkte), • vor dem 70. Lebensjahr begann (1 Punkt), er hat (bisher) keine Zuckerkrankheit (0 Punkte).	4	◼	✓
Meine Großmutter mütterlicherseits ist über 80 (geworden)«.	0	◻	✓
Mit Stress konnte ich schon immer gut umgehen.	0	●	✓
Meine Eltern haben/hatten Gicht: • beide (4 Punkte) • nur ein Elternteil (2 Punkte) • nicht bekannt (1 Punkt) • keiner von beiden (0 Punkte)	0	◼	✓

Aussage	Punkte	Symbol
Man hat mir schon häufiger ein »sonniges Gemüt« bescheinigt.	3	◉
Ich war als Vorschulkind übergewichtig.	0	◩
Als Kind war ich mutig und hatte selten Angst.	1	●
Selbst in der sogenannten Trotzphase oder in der Pubertät hatte ich keine Wutausbrüche.	0	◉
Ich habe zwischen 20 und 30 Jahren sehr viel an Gewicht zugenommen.	0	◩
Selbst wenn ich ganz ehrlich zu mir bin: Neid kenne ich nicht und habe ich auch nie gekannt.	4	◉
In der Familie meiner Mutter gibt es viele Übergewichtige.	4	◩
Es fällt mir leicht, auf Alkohol und Zigaretten zu verzichten.	3	◐
In meiner Familie kommt multiple Sklerose vor.	0	■
Der Geruch eines Partners ist für mich wichtiger als sein Aussehen.	3	◓
Als kleines Kind hatte ich Neurodermitis.	0	■
Ich bekomme leicht Erkältungen.	4	■
Einer meiner Eltern und/oder einer meiner Großeltern hatte/n vor dem 60. Lebensjahr Brustkrebs bzw. Prostatakrebs.	0	◙
Mein Vater hat/hatte Heuschnupfen oder Asthma.	0	■
Meine Mutter hat/hatte entzündliches Gelenkrheuma (keine Arthrose).	0	■
Schon als ich klein war, habe ich mich auf großen Familientreffen richtig wohl gefühlt, und so ist es bis heute.	0	○

Aussage	Punkte	Symbol
Ich habe/hatte in jungen Jahren (unter 40) eine Schilddrüsenüber- oder -unterfunktion.	0	■
Ich kann tun und lassen, was ich will: Mein Cholesterinspiegel geht nicht richtig runter.	4	▲
In meiner Familie gibt es kreisrunden Haarausfall *(Alopecia areata)* oder die Weißfleckenkrankheit *(Vitiligo)*.	0	■
Mein Großvater väterlicherseits ist über 80 (geworden).	0	❚
Ich neige zu Nahrungsmittelunverträglichkeiten.	0	■
Schon als ich noch ein Kind war, haben mich die meisten Menschen gemocht, und so ist es bis heute.	3	◉
Ich habe mich früher selten mit anderen Kindern gestritten.	3	◉
Meine Großmutter väterlicherseits ist über 80 (geworden).	0	❚
Den Satz »Ordnung ist das halbe Leben« musste man mir nicht beibringen.	1	◐
Wenn ich nicht höllisch aufpasse, nehme ich sofort zu.	4	▲
Meine Großmutter väterlicherseits ist über 90 (geworden).	0	❚
Meine Mutter hat/hatte Schilddrüsenprobleme.	0	▣
Eine meiner Großmütter ist über 100 (geworden).	0	❚
Mein Vater ist/war Alkoholiker.	0	◆
Mein Vater hat/hatte Schilddrüsenprobleme.	0	▣
Ich war ein fröhliches Kind.	1	●
In meiner Familie gibt es jemanden, der vor dem 50. Lebensjahr eine Krebserkrankung hatte.	4	▣

Aussage	Punkte	Symbol
Als Kind habe ich sehr gerne und auch sehr häufig ferngesehen, ich hätte darauf nur schlecht verzichten können.	4	◻
Ich habe einen »sechsten Sinn« und kann mich in andere gut hineinversetzen.	4	⊕
Mein Großvater mütterlicherseits ist über 80 (geworden).	2	◼
Als ich das erste Mal in einem Kasino war, hatte ich Schwierigkeiten, mit dem Spielen aufzuhören.	0	◻
In meiner Kindheit ist es mir leichtgefallen, ein Musikinstrument spielen zu lernen, und es hat mir viel Spaß gemacht.	0	⊕
In meiner Familie gibt es jemanden, der vor dem 50. Lebensjahr einen Schlaganfall oder einen Herzinfarkt hatte.	2	▲
Ich bin von Natur aus ein zurückhaltener und eher schüchterner Mensch.	1	●
Als kleines Kind hatte ich Probleme, mir Süßigkeiten einzuteilen, ich habe immer alles gleich aufgegessen.	4	◻
Meine Großmutter mütterlicherseits ist über 90 (geworden).	0	◼
Meine Eltern haben/hatten einen erhöhten Cholesterinwert: • beide (4 Punkte) • nur ein Elternteil (2 Punkte) • nicht bekannt (1 Punkt) • keiner von beiden (0 Punkte)	2	◧
Seit ich denken kann, bin ich ständig auf der Suche nach Anregung, nach etwas, was mir einen »Kick« geben könnte.	1	◻
Ich bin äußerlich eher nicht so attraktiv.	0	●

Zählen Sie nun die Punktezahlen für jedes Symbol separat zusammen. Tragen Sie die ermittelte Punktezahl hier ein und multiplizieren Sie diese Zahl mit 2,5 (Taschenrechner). So erhalten Sie Ihren individuellen Wert in der jeweiligen Kategorie. Welche Kategorie sich hinter welchem Symbol verbirgt, sehen Sie unten.

● = 15 Punkte x 2,5 = 37,5 %   ▲ = 13 Punkte x 2,5 = 32,5 %

○ = 10 Punkte x 2,5 = 25 %   ◙ = 10 Punkte x 2,5 = 25 %

◉ = 22 Punkte x 2,5 = 55 %   ▨ = 14 Punkte x 2,5 = 35 %

◎ = 24 Punkte x 2,5 = 60 %   ■ = 6 Punkte x 2,5 = 15 %

◐ = 16 Punkte x 2,5 = 40 %   ◪ = 11 Punkte x 2,5 = 25 %

◓ = 14 Punkte x 2,5 = 35 %   ▯ = 3 Punkte x 2,5 = 7,5 %

Tragen Sie auf der nächsten Seite die ermittelten Prozentwerte für jede einzelne Kategorie mit einem Kreuzchen in Ihre persönliche Genskala ein und verbinden Sie diese Kreuzchen (Beispiel auf Seite 107). So erhalten Sie Ihr virtuelles Genprofil »Charakter« und Ihr Genprofil »Gesundheit«. Genauere Erklärungen dazu erhalten Sie weiter unten.

Virtuelles Genprofil »Charakter«
● = emotionale Stabilität (sich gut fühlen)
○ = Extraversion (aus sich herausgehen können)
◉ = Offenheit für Neues, Toleranz, Kreativität
◎ = Freundlichkeit, Hilfsbereitschaft
◐ = Gewissenhaftigkeit, Leistungsbereitschaft
◓ = Treue

Virtuelles Genprofil »Gesundheit«
▲ = genetisches Herzinfarkt- und Schlaganfallrisiko
◙ = genetisches Krebsrisiko
▨ = genetisches Risiko für Stoffwechselerkrankungen
■ = genetisches Risiko für Entzündungen und Allergien
◪ = genetisches Suchtrisiko
▯ = genetisch bedingte Langlebigkeit

Virtuelles Gen-Profil »Charakter«

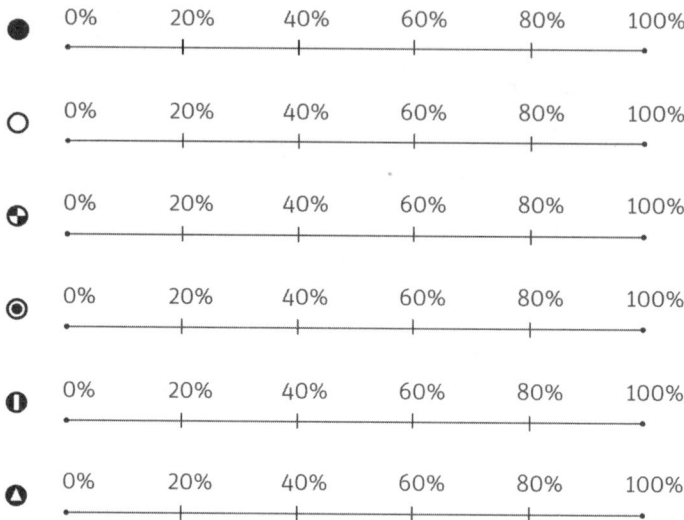

Virtuelles Gen-Profil »Gesundheit«

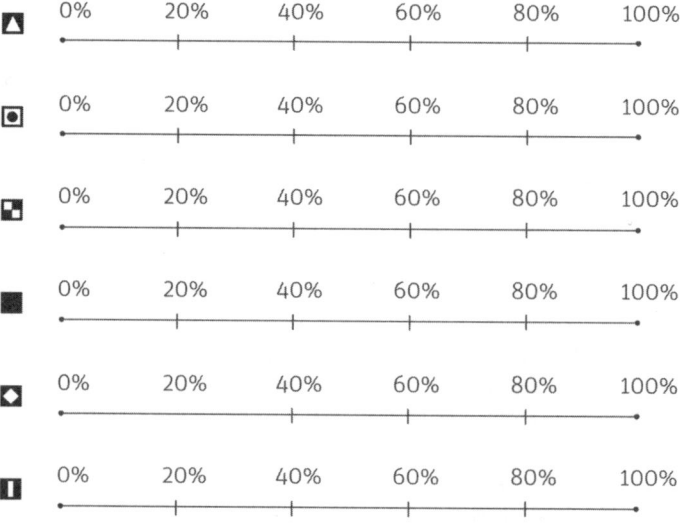

Teil 4 – Entdecken Sie Ihr ICH – der virtuelle Gentest

Beispiel für ein Testergebnis (Gen-Profil »Charakter«):

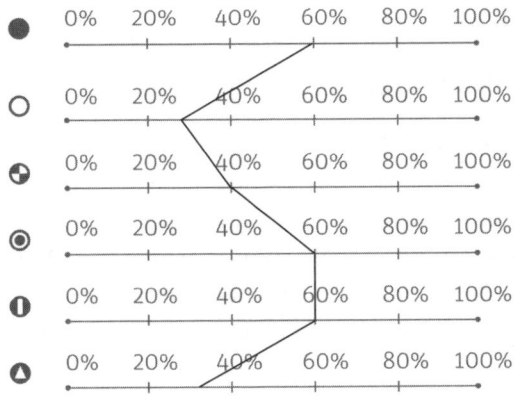

Im Folgenden erfahren Sie, was Ihr persönliches Testergebnis in jeder einzelnen Kategorie bedeutet. Machen Sie sich von vornherein klar, dass es in diesem Test keine »guten« und »schlechten« Ergebnisse gibt (siehe auch Kapitel 16, S. 139 ff.). Genetische Perfektion kann es nicht geben. Nachteile auf einem Gebiet sind immer mit Vorteilen auf einem anderen verknüpft. Im letzten Abschnitt des Buches werden wir dann darauf eingehen, wie Sie diese Ergebnisse in Ihre persönliche Genstrategie integrieren können.

Virtuelles Genprofil »Charakter«

Emotionale Stabilität (sich gut fühlen)

Die psychische Grundstimmung ist zu etwa 50 Prozent genetisch vorgegeben. Schon die alten Griechen haben entsprechende Grundtemperamente unterschieden. Die moderne Wissenschaft spricht hier auch von emotionaler Labilität, also der Neigung zu depressiven Verstimmungen oder Angststörungen, und emotionaler Stabilität, also einer eher heiteren, ausgeglichenen Grundstimmung. Die jeweilige Ausprägung hängt unter anderem vom Serotoninspiegel ab, der genetisch bedingt ist, aber auch durch Medikamente beeinflusst werden kann.

0 bis 25 Prozent
Sie neigen von Natur aus zu psychischen Problemen wie z. B. Selbstzweifeln, Depressionen, Phobien oder anderen Angststörungen. Auch sind Sie aller Wahrscheinlichkeit nach sehr stressanfällig. Sollten Sie darunter leiden und haben Sie das Gefühl, damit nicht allein zurechtzukommen, sollten Sie nicht zögern, professionelle Hilfe in Anspruch zu nehmen.

26 bis 50 Prozent
Sie haben von Natur aus eine gewisse Neigung zu psychischen Problemen wie z. B. Selbstzweifeln, Depressionen, Phobien oder anderen Angststörungen. Auch Stress stecken Sie nicht so ohne weiteres weg. Wenn Sie sich jedoch ein geeignetes Lebensumfeld schaffen – Freundschaften und Beziehungen pflegen, körperlicher Ausgleich – werden Sie diese Probleme gut in den Griff bekommen.

51 bis 75 Prozent
Sie sind von Natur aus psychisch recht stabil. Psychische Probleme wie z. B. Selbstzweifel oder gar Depressionen, Phobien oder andere Angststörungen treten bei Ihnen wahrscheinlich nur in ungünstigen Lebenssituationen auf. Gegen Dauerstress sind Sie nicht ganz gefeit, Sie sollten eine für Sie geeignete Entspannungstechnik lernen.

76 bis 100 Prozent

Sie sind psychisch gesehen eine Festung und nur sehr schwer aus dem Gleichgewicht zu bringen. Versuchen Sie aber auch, sich in Menschen mit einer geringeren psychischen Stabilität hineinzuversetzen, um sensibel mit anderen umgehen und echte Beziehungen eingehen zu können.

Extraversion (aus sich herausgehen können)

Die Neigung, sich in Gegenwart anderer Menschen oder gar in größeren Menschengruppen wohl zu fühlen, ist zu einem großen Teil genetisch bestimmt. Mit dieser Neigung geht meist eine aktive, zupackende Persönlichkeit einher und nicht selten auch die Fähigkeit, sich gegen andere Menschen durchzusetzen und sie zu führen.

0 bis 25 Prozent

Sie sind sehr introvertiert. Richtig wohl fühlen Sie sich, wenn Sie allein oder mit einer sehr vertrauten Person zusammen sind. Sie neigen dazu, Probleme mit sich selbst auszumachen und zu viel zu grübeln. Um nicht Gefahr zu laufen, mit der Zeit zu vereinsamen, sollten Sie sich konkret vornehmen, neue soziale Kontakte zu knüpfen und zu pflegen. Ein Partylöwe müssen Sie deswegen ja nicht gleich werden.

26 bis 50 Prozent

Sie sind eher introvertiert. Es gibt aber eine Handvoll Menschen, denen gegenüber Sie sich öffnen und mit denen Sie Ihre Probleme besprechen können. Im Job bevorzugen Sie kleine Arbeitsgruppen. Anderen flößen Sie eher durch Ihre Fähigkeiten als durch Ihre Ausstrahlung Respekt ein. Lassen Sie sich nicht einreden, Sie müssten geselliger sein, aber pflegen Sie Ihre Beziehungen.

51 bis 75 Prozent

Sie sind gesellig und kontaktfreudig. Neue Freundschaften schließen Sie recht leicht, ohne dabei oberflächlich zu sein. Emotionen können Sie gut zeigen, vor allem an Ihrer Freude lassen Sie andere gerne teilhaben. Überhaupt sind Sie eher optimistisch eingestellt.

76 bis 100 Prozent

Sie sind der Mittelpunkt jeder Party oder überhaupt jeder Gruppe von Menschen. Sie sorgen für Stimmung, Sie sorgen für Action. Und Sie fühlen sich dabei so richtig in Ihrem Element. Sie können andere Menschen mitreißen, sei es als Redner oder als Künstler auf der Bühne. Sie sind eine Führungspersönlichkeit. Verlieren Sie dennoch nicht aus den Augen, dass Quantität nicht gleich Qualität ist, wenn es um zwischenmenschliche Kontakte geht. Finden Sie heraus, welche Menschen Ihnen mehr bedeuten, als es Partygäste tun.

Offenheit für Neues, Toleranz, Kreativität

Neugier ist ganz eindeutig genetisch mitgeprägt. Leider hat diese Eigenschaft einen schlechteren Ruf, als sie es verdient. Denn eigentlich ist sie nur in Verbindung mit Neid schädlich (hinter der Gardine stehen und auf das neue Auto des Nachbarn schielen), und dann, wenn sie zum Selbstzweck wird. Davon abgesehen beinhaltet sie eben die Lust auf Neues, auf neue Kulturen, auf neue Menschen, auf neue Ideen, auf eine neue Sicht der Welt, wie sie sich in der Kunst offenbart. So sind wahrhaft neugierige Menschen gleichzeitig auch recht tolerant und meist auch kreativ.

0 bis 25 Prozent

Sie sind eher konservativ veranlagt. Sie mögen es, wenn sich das Leben in gewohnten Bahnen bewegt. Routine gibt Ihnen Sicherheit. Sie haben feste Überzeugungen, von denen Sie manchmal auch dann nicht lassen, wenn sie ganz offensichtlich widerlegt sind. Künstler betrachten Sie mit einem gewissen Argwohn, Ihnen liegen eher die ewigen Gesetze der Mathematik und der Physik. Es spricht nichts dagegen, sich treu zu bleiben, aber überreden Sie sich selbst doch ab und zu, auch einmal etwas Neues zu erleben, z. B. eine Reise zu einem Ort zu unternehmen, an dem Sie noch nicht waren.

26 bis 50 Prozent

Ihr Leben gründet auf einem verlässlichen Wertesystem, wobei die meisten dieser Werte eher konservativ sind. Es fällt Ihnen nicht allzu leicht, Neues auszuprobieren. Wenn jemand anderes, z. B. Ihr Partner, Ihnen jedoch vorschlägt, etwas Neues zu unternehmen, willigen Sie meist ein. Technische Berufe liegen Ihnen, künstlerische Leistungen erkennen Sie zwar an, zutiefst berührt werden Sie dadurch aber nur selten. Achten Sie darauf, dass Sie dieses Fenster zur Kunst nicht mit der Zeit ganz verschließen. Sie werden sehen, dass sich Glücksgefühle, die aus dem Genuss von Kunst erwachsen, kultivieren lassen.

51 bis 75 Prozent

Sie sind von Natur aus ein weltoffener und toleranter Mensch. Kunst und Musik sagen Ihnen viel, vielleicht haben Sie sogar selbst ein entsprechendes Talent. Ständig kommen Ihnen neue Ideen, aber Sie haben genug Selbstkontrolle, um nur die vielversprechenden darunter in die Tat umzusetzen. Stecken Sie andere bewusst mit Ihrer offenen Art, die Welt zu erleben, an!

76 bis 100 Prozent

Sie haben die Gene eines echten Abenteurers, vielleicht auch eines etwas chaotischen Künstlers. Sie halten es nie lange an einem Platz aus, wollen immer Neues erleben, Ihre Erfahrungen sollen immer extremer sein. Wenn Sie einen eintönigen Routinejob haben, sollten Sie ernsthaft darüber nachdenken, ob der wirklich zu Ihnen passt. Falls nicht, befreien Sie sich daraus oder suchen Sie sich wenigstens Hobbys, die Ihre Neugier und Abenteuerlust befriedigen. Bedenken Sie aber auch, dass die Suche nach ständig neuen Erfahrungen, nach immer größeren Kicks im Extremfall in eine Sucht umschlagen kann.

Freundlichkeit, Hilfsbereitschaft

Nettigkeit, Harmoniestreben und altruistisches Verhalten sind ebenfalls zum Teil in unseren Genen verankert. Entsprechend natürlich auch das Gegenteil, nämlich der Hang zum Unfreundlichsein, Meckern, Egoismus und aggressivem Verhalten. Zweifelsohne lässt sich auf diesem Gebiet viel lernen, möglicherweise fällt das aber leichter, wenn man seine Veranlagung kennt und sich dessen bewusst wird, welche Auswirkungen sie hat.

0 bis 25 Prozent

Ihrer Veranlagung nach scheren Sie sich wenig darum, was andere über Sie denken oder wie es ihnen geht. Sie sagen Ihre Meinung, wenn es sein muss auch laut und deutlich. Sie vertreten Ihre Interessen, mitunter sogar auf eine recht rücksichtslose, aggressive Weise. Für das Wohlergehen anderer halten Sie sich ohnehin nicht zuständig. Echtes Mitleid zu empfinden, fällt Ihnen schwer. Es hilft nichts: Um im Leben erfolgreich zu sein, müssen Sie lernen, dieser Einstellung etwas entgegenzusetzen. Die gute Nachricht an dieser Stelle ist jedoch: Kommunikation lässt sich zu einem Gutteil lernen.

26 bis 50 Prozent

Ihr Auftreten anderen gegenüber ist klar und bestimmt, ohne dabei unfreundlich zu sein. Sie können sich in andere hineinversetzen, lassen das jedoch nicht immer zu. Sie sind bereit, anderen zu helfen, aber nur, wenn Ihre eigenen Schäfchen bereits im Trockenen sind. Sie sind ein kritischer Mensch, und wenn sie auch nicht immer angenehm ist, so besitzt Ihre Kritik einen wahren Kern, so dass sie von anderen zumindest bedacht, meist sogar angenommen wird. Denken Sie aber häufiger daran, dass auch Sie von anderen profitieren können.

51 bis 75 Prozent

Sie sind ein angenehmer und warmer Mensch. Andere Menschen fühlen sich in Ihrer Umgebung wohl und halten Sie für charmant. Sie denken zwar zuerst an sich selbst, aus Mitleid zu Menschen oder Tieren können Sie Ihre eigenen Interessen aber mitunter auch zurückstellen. Streitigkeiten mögen Sie nicht und verzichten im Zweifelsfall lieber darauf, recht zu behalten. Versuchen Sie etwas bestimmter zu sein, wenn jemand aktiv gegen Ihre Interessen handelt oder versucht, Sie über den Tisch zu ziehen.

76 bis 100 Prozent

Sie haben das Mutter-Teresa-Gen: Sie sind immer für andere da, vor allem für die Armen, Kranken und Schwachen, immer freundlich, immer hilfsbereit, gelegentlich bis zur Selbstaufgabe. Menschen wie Sie machen die Welt zu einem besseren Ort, sie laufen aber auch Gefahr, ausgenutzt zu werden und sich eben aufzuopfern. Damit Sie selbst nicht zu kurz kommen, sollten Sie daher gegensteuern, sobald Sie das Gefühl haben, dass jemand Sie auszunutzen beginnt. Eine Portion gesunder Egoismus kann Ihnen nicht schaden.

Gewissenhaftigkeit, Leistungsbereitschaft

Natürlich bewirkt die Erziehung bei diesen Charaktereigenschaften so einiges, aber auch die Gene haben hier ein entscheidendes Wort mitzureden. Gerade Eltern mit mehreren Kindern stellen immer wieder fest, wie sehr sich ihre Sprösslinge in puncto Ordnung und Sauberkeit unterscheiden, obwohl sie diesbezüglich vollkommen gleich erzogen wurden.

0 bis 25 Prozent

Sie sind der geborene Chaot. Ordnung in Ihren Dingen – überhaupt in Ihrem Leben – zu halten, fällt Ihnen schwer. Auch sind Sie chronisch unpünktlich, Pflichterfüllung geht Ihnen komplett gegen den Strich. Sie sind sehr spontan und neigen zum Fatalismus. Es kommt, wie es kommt, ist Ihr Lebensmotto. In einem Angestelltenjob mit regelmäßigen Arbeitszeiten sind Sie sehr wahrscheinlich nicht gut aufgehoben. Freiheit heißt Ihr Credo und das dürfen Sie auch ruhig leben. Achten Sie aber darauf, dass Sie Ihr Bedürfnis nach Chaos und Freiheit nicht auf Kosten anderer ausleben, und ziehen Sie die Reißleine, wenn Sie merken, dass Sie in einen Abgrund stürzen.

26 bis 50 Prozent

Sie haben einen Hang zur Unordnung. Doch selbst wenn Ihr Schreibtisch oder Ihre Wohnung scheinbar im Chaos zu versinken droht, so verbirgt sich dahinter meist eine gewisse Grundordnung, und Sie wissen, wo Sie was finden. Wenn Sie einen Termin zugesagt haben, halten Sie ihn in der Regel auch ein, zehn bis 15 Minuten Verspätung sehen Sie dabei aber nicht als problematisch an. Sie erfüllen Ihre Pflicht nur dann, wenn Sie inhaltlich damit einverstanden sind. Bewahren Sie sich Ihre Spontaneität, identifizieren Sie aber die Bereiche Ihres Lebens, in denen Sie Ihr Chaos selbst stört und die Sie gerne ein wenig besser organisiert hätten.

51 bis 75 Prozent

Sie sind ein ordentlicher, pünktlicher Mensch, der tut, was man ihm sagt, es sei denn, es handelt sich dabei um haarsträubende Dinge. Ihnen wird allerorten Zuverlässigkeit bescheinigt. Sie haben Ihr Leben im Griff, und das gibt Ihnen ein gutes Gefühl. Sie können Leistung abrufen, wann immer Sie wollen, und das ist sehr oft. Sie eignen sich für Berufe mit hoher Verantwortung wie Arzt oder Pilot.

76 bis 100 Prozent

Sie sind die Gewissenhaftigkeit in Person. Das kann so weit gehen, dass Sie einen regelrechten Ordnungs- und Planungsfimmel entwickelt haben. Sogar der Gang der Toilette kommt auf Ihre To-do-Liste. Alles in Ihrem Leben passt in eine definierte Schublade. Diese finden sich nicht nur in Ihrem Büroschrank, sondern auch in Ihrem Kopf. Sie sollten ganz bewusst in Ihren Alltag unverplante Zeitinseln einbauen. Lernen Sie eine Entspannungstechnik, um sich den Anforderungen, die Sie an sich stellen, hin und wieder zu entziehen. Sollten Sie an einer echten Zwangsstörung leiden, zu der sich Gewissenhaftigkeit und Leistungsbereitschaft im Extremfall entwickeln können, ist professionelle Hilfe nötig.

Treue

Sexuelle Treue in einer Partnerschaft hängt natürlich sehr stark von der Qualität eben dieser Beziehung ab. Genetische Verschiedenheit zwischen den Partnern scheint hier laut neuesten Forschungsergebnissen für die Treue eher förderlich zu sein. Hier gilt wohl: Auf Dauer ziehen sich Gegensätze mehr an. Ganz unabhängig von der Partnerin oder vom Partner gibt es aber auch eine genetisch festgelegte Neigung, ob sich jemand grundsätzlich in einer Partnerschaftsbeziehung eher treu verhält oder eher nicht. Und diese genetische Neigung, also die Einstellung zur Treue, sollte bei beiden Partnern gleich sein.

0 bis 25 Prozent

Sie besitzen ein sehr hohes Fremdgehpotenzial. Entweder finden Sie den Partner (oder haben ihn schon gefunden), der für Sie alle anderen in den Schatten stellt, oder Sie sollten sich ernsthaft überlegen, ob Sie wirklich für eine dauerhafte Beziehung geschaffen sind.

26 bis 50 Prozent
Sie besitzen ein hohes Fremdgehpotenzial. Vielleicht gelingt es Ihnen lange Zeit nicht, treu zu sein. Mit zunehmendem Alter und zunehmender Reife mag es Ihnen aber doch gelingen, sich endgültig für *einen* Partner zu entscheiden.

51 bis 75 Prozent
Sie sind von Natur aus ein treuer Mensch, jedoch gelegentlich von anderen verführbar, vor allem wenn es in Ihrer Partnerschaft kriselt. Wenn Sie der Verführung irgendwann einmal nachgeben sollten, sind Sie der Typ, dem man ein »das passiert nicht wieder« abnehmen kann.

76 bis 100 Prozent
Sie haben ein hohes Treuepotenzial, Ihr Partner hat zur Eifersucht keinen Grund. Selbst wenn es in Ihrer Beziehung einmal kriselt oder auch ernsthaftere Probleme gibt, würden Sie wahrscheinlich treu bleiben, solange Sie mit Ihrem Partner zusammen sind.

Virtuelles Genprofil »Gesundheit«

Genetisches Herz-Kreislauf-Risiko

Bestimmte Erkrankungen gehen auf einen einzigen Gendefekt zurück. Ist dieser Gendefekt vorhanden, bricht die Krankheit ganz
sicher aus. Solche monogenetischen Krankheiten sind erfreulicherweise selten. Die großen Volkskrankheiten wie die Arteriosklerose
mit ihren Folgen Herzinfarkt und Schlaganfall oder die Krebserkrankungen gehören nicht dazu. Vielmehr geben hier die Gene ein
gewisses Grundrisiko vor, welches durch die Lebensweise entscheidend beeinflusst werden kann. In diesem Test wird nur das genetische Grundrisiko abgefragt. Ein Wert von 50 Prozent bedeutet also
keinesfalls, dass man mit 50-prozentiger Sicherheit einen Herzinfarkt
bekommt, sondern dass das genetische Ausgangsrisiko im Vergleich
zur Gesamtbevölkerung irgendwo in der Mitte liegt.

0 bis 25 Prozent
Sie haben ein niedriges genetisches Herzinfarkt- und Schlaganfallrisiko. Eine achtsame Lebensweise vorausgesetzt, werden Sie mit
diesen Problemen – wenn überhaupt – erst im hohen Alter konfron-
tiert werden. Gehen Sie aber auf Nummer sicher und lassen Sie ab
dem 40. Lebensjahr regelmäßig, das heißt alle zwei Jahre, Ihr Herz-
Kreislauf-System untersuchen. Dazu gehört die Bestimmung wichtiger Laborwerte (Gesamtcholesterin, »böses« LDL-Cholesterin, »gutes« HDL-Cholesterin, Blutzucker) ebenso wie ein Belastungs-EKG
und eine Ultraschalluntersuchung der Halsarterien. Gerade bei letzterer Untersuchung können früheste Gefäßveränderungen sichtbar
gemacht werden, so dass im Bedarfsfall noch rechtzeitig gegengesteuert werden kann.

26 bis 50 Prozent
Sie haben ein niedriges bis mittleres genetisches Herzinfarkt- und
Schlaganfallrisiko. Ein starker zusätzlicher Risikofaktor wie Rauchen
oder ungesunde Ernährung kann das Risiko aber schnell erhöhen.
Bewusst leben ist Voraussetzung, damit sich Ihr insgesamt günstiges

genetisches Potenzial auszahlt. In Ihrem Fall ist es wichtig, die vier wichtigsten beeinflussbaren Risikofaktoren zu kennen und – falls einer oder mehrere von ihnen vorliegen – sie konsequent anzugehen. Diese sind: Rauchen, Bluthochdruck, erhöhtes Gesamt- und »böses« LDL-Cholesterin / erniedrigtes »gutes« HDL-Cholesterin, erhöhter Blutzucker. Spätestens mit 35 sollten Sie die erste internistische Vorsorgeuntersuchung durchführen lassen, bei der diese Risikofaktoren getestet werden. Auch sollten Sie mit 35 und mit 40 ein Belastungs-EKG und eine Ultraschalluntersuchung der Halsarterien durchführen lassen, danach dann alle zwei Jahre. Hierdurch werden früheste Veränderungen erkannt, und es kann rechtzeitig gegengesteuert werden. Manchmal kann das auch die präventive Einnahme von Medikamenten beinhalten.

51 bis 75 Prozent

Bei Ihnen besteht ein mittleres bis erhöhtes genetisches Herzinfarkt- und Schlaganfallrisiko. Die vier großen beeinflussbaren Risikofaktoren (Rauchen, erhöhtes Cholesterin, erhöhter Blutdruck, erhöhter Blutzucker) sollten Sie, gegebenenfalls mit Hilfe Ihres Arztes, konsequent vermeiden bzw. behandeln. Auch die neueren Risikofaktoren sollten Sie spätestens mit 35 einmal testen lassen, um Ihr Risikoprofil noch genauer zu bestimmen. Diese sind: Homocystein, hochsensitives CRP und Lipoprotein (a). In Ihrem Fall kann auch ein Gentest sinnvoll sein, um genau zu erfassen, wie hoch das ererbte Risiko tatsächlich ist. Selbstverständlich sind in dieser Risikogruppe regelmäßige Vorsorgeuntersuchungen (mit 30, 35 und 40, danach alle zwei Jahre) notwendig. Dazu gehören Laboruntersuchungen (Cholesterin, »böses« LDL-Cholesterin, »gutes« HDL-Cholesterin, Blutzucker), Belastungs-EKG und Ultraschalluntersuchung der Halsarterien. Ergeben diese Untersuchungen deutlich erhöhte Risikowerte, z. B. für Blutdruck oder Cholesterin, kann auch schon in jungen Jahren eine medikamentöse Behandlung notwendig sein.

76 bis 100 Prozent

Sie haben ein erhöhtes genetisches Herzinfarkt- und Schlaganfallrisiko. Wenn möglich, sollten Sie schon in jungen Jahren darauf achten, die vier großen beeinflussbaren Risikofaktoren (Rauchen, erhöhtes

Cholesterin, erhöhter Blutdruck, erhöhter Blutzucker) konsequent zu vermeiden bzw. gemeinsam mit Ihrem Arzt zu behandeln. Rauchen sollte für Sie ebenso tabu sein wie Übergewicht, Bewegungsmangel oder Dauerstress. Ein Gentest ist in Ihrem Fall sinnvoll, um »versteckte« Risiken zu erkennen. Dieser Test sollte auch die Analyse des Faktor-II- und des Faktor-V-Gens beinhalten. Diese zeigen eine Neigung zu erhöhter Gerinnbarkeit des Blutes an. Ist eines dieser beiden Gene verändert, sollten Sie mit Ihrem Arzt darüber sprechen, ob Sie niedrig dosiertes Aspirin einnehmen sollten, um die Fließfähigkeit des Blutes zu verbessern. Frauen mit diesen Genveränderungen sollten nicht die Antibabypille einnehmen, da darunter Thrombosen und Schlaganfälle auftreten können. In jedem Fall sollten Sie alles daransetzen, herauszufinden, warum es in Ihrer Familie so viele und/ oder so frühe Fälle von Herzinfarkt oder Schlaganfall gab, und diesen konkreten Risikofaktor dann konsequent angehen, wenn es nötig sein sollte, auch medikamentös. Regelmäßige Vorsorgeuntersuchungen mit 30, 35 und 40 und danach alle zwei Jahre sollten für Sie eine Selbstverständlichkeit sein und folgende Tests und Untersuchungen beinhalten: Labor (Gesamtcholesterin, »böses« LDL-Cholesterin, »gutes« HDL-Cholesterin, Blutzucker, Homocystein, Lipoprotein (a), hochsensitives CRP), Belastungs-EKG, Ultraschalluntersuchung der Halsarterien.

Genetisches Krebsrisiko

Die häufigsten Krebserkrankungen sind nicht genetisch *festgelegt*, sondern hängen immer auch vom Lebensstil ab. Von einem erhöhten Risiko zu wissen, kann daher dazu animieren, noch bewusster zu leben. Grundsätzlich gilt aber für alle Risikogruppen, wenn es darum geht, den Krebs zu verhindern: Sie sollten nicht rauchen, sich regelmäßig bewegen, viel Obst, Gemüse und Fisch und wenig Fleisch essen und die angebotenen Vorsorgeuntersuchungen wahrnehmen. Denn noch immer gilt: Krebs ist nur im Frühstadium heilbar. Auch bei dieser Kategorie des Tests gilt natürlich: Es wird nicht das absolute Krebsrisiko angegeben, sondern nur das genetische Ausgangsrisiko im Vergleich zur Gesamtbevölkerung.

0 bis 25 Prozent

Sie haben ein niedriges genetisches Tumorrisiko. Nehmen Sie aber die von den gesetzlichen Krankenkassen angegebenen Vorsorge-untersuchungen wahr. Dazu gehören die Gebärmutterhalskrebsvor-sorge für Frauen ab 20, die Brustkrebsvorsorge (Tasten) für Frauen ab 30, die Brustkrebsvorsorge (Mammografie) für Frauen zwischen 50 und 70, die Prostatakrebsvorsorge (Tasten) für Männer ab 45, die Hautkrebsvorsorge für Frauen und Männer ab 35 und die Darm-krebsvorsorge (Darmspiegelung) für Frauen und Männer ab 55.

26 bis 50 Prozent

Bei Ihnen besteht ein niedriges bis mittleres genetisches Tumorrisiko. Achten Sie besonders auf das Organ, welches bei einem Blutsverwand-ten von Ihnen schon einmal von Krebs befallen wurde. War es z. B. die Lunge, dann sollten Sie mit dem Rauchen erst recht zurückhaltend sein. War es der Darm, dann sollten Sie die erste Darmspiegelung zehn Jahre früher, also schon mit Mitte 40 durchführen lassen. War es Brust-krebs, dann sollten Sie mit der Mammografie schon früher, gegebenen-falls schon mit 30 beginnen. Die Grundvorsorge sollten Sie natürlich in jedem Fall wahrnehmen, sie beinhaltet: die Gebärmutterhalskrebsvor-sorge für Frauen ab 20, die Brustkrebsvorsorge (Tasten) für Frauen ab 30, die Brustkrebsvorsorge (Mammografie) für Frauen zwischen 50 und 70, die Prostatakrebsvorsorge (Tasten) für Männer ab 45, die Haut-krebsvorsorge für Frauen und Männer ab 35 und die Darmkrebsvor-sorge (Darmspiegelung) für Frauen und Männer ab 55. Zusätzlich kann auch ein Gentest helfen, das Risiko weiter einzugrenzen.

51 bis 100 Prozent

Sie haben ein mittleres bis erhöhtes genetisches Tumorrisiko. Achten Sie besonders auf das Organ, welches bei einem Blutsverwandten von Ihnen schon einmal von Krebs befallen wurde. War es z. B. die Lun-ge, dann sollten Sie mit dem Rauchen erst recht zurückhaltend sein. War es der Darm, dann sollten Sie die erste Darmspiegelung zehn Jahre früher, also schon mit Mitte 40 durchführen lassen. War es Brustkrebs, dann sollten Sie mit der Mammografie schon früher, ge-gebenenfalls schon mit 30 beginnen. Gab es in Ihrer Verwandtschaft eine Krebserkrankung bei einem unter 50-Jährigen, sollten Sie einen entsprechenden Gentest durchführen lassen, verfügbar z. B. für einige Formen von Brustkrebs (BRCA1-Gen, BRCA2-Gen) oder Darmkrebs. Ist dieser Test auffällig, ist die weitere Überwachung und gegebenenfalls Behandlung durch einen erfahrenen Spezialisten notwendig. Auch Ihre Verwandten sollten sich dann testen lassen. Da ein Krebsrisiko in einem Organ natürlich nicht davor schützt, auch anderswo Krebs zu entwickeln, sollten die Vorsorgeleistungen in jedem Fall in Anspruch genommen werden. Diese Grundvorsorge beinhaltet: die Gebärmutterhalskrebsvorsorge für Frauen ab 20, die Brustkrebsvorsorge (Tasten) für Frauen ab 30, die Brustkrebsvorsorge (Mammografie) für Frauen zwischen 50 und 70, die Prostatakrebsvorsorge (Tasten) für Männer ab 45, die Hautkrebsvorsorge für Frauen und Männer ab 35 und die Darmkrebsvorsorge (Darmspiegelung) für Frauen und Männer ab 55.

Genetisches Risiko für Stoffwechselerkrankungen

Die Stoffwechselprozesse im Körper sind sehr komplex. Wie effizient jeder einzelne dieser Prozesse abläuft, ist genetisch mitbestimmt. Das führt dazu, dass einige Menschen eine genetische Neigung haben, Stoffwechselstörungen wie Zuckerkrankheit und erhöhtes Cholesterin zu entwickeln. Auch Übergewicht hat eine genetische Komponente (zum Teil angeboren ist beispielsweise ein stärkeres Hungergefühl oder eine effizientere Fettspeicherung). In diesem Test kann aufgrund der Komplexität des Themas nur das allgemeine Risiko für Stoffwechselstörungen abgefragt werden. Welche Stoffwechselstörung dann konkret daraus entstehen kann, muss mit dem Arzt besprochen werden. Sehr seltene angeborene Stoffwechselstörungen können hier selbstverständlich nicht miterfasst werden.

0 bis 25 Prozent

Sie haben ein niedriges genetisches Risiko für Stoffwechselerkrankungen, keine Neigung zu Übergewicht oder Zuckerkrankheit oder erhöhten Blutfetten oder Gicht. Sicherheitshalber sollten Sie ab 35 die wichtigsten Laborwerte regelmäßig bestimmen lassen: Gesamtcholesterin und Blutzucker, das »böse« LDL-Cholesterin, das »gute«

HDL-Cholesterin, Triglyceride und die Harnsäure (Gicht-Wert). Auch der TSH-Wert sollte regelmäßig mitbestimmt werden. Der TSH-Wert zeigt Schilddrüsenfunktionsstörungen an, die ihrerseits zu ausgeprägten Stoffwechselstörungen führen können.

26 bis 50 Prozent

Sie haben ein niedriges bis mittleres genetisches Risiko für Stoffwechselerkrankungen. Stoffwechselstörungen können meist durch einen gesunden Lebensstil vermieden werden, dazu müssen Sie aber erst einmal erkannt werden. Sie sollten ab 35 die wichtigsten Laborwerte regelmäßig bestimmen lassen: Gesamtcholesterin und Blutzucker, das »böse« LDL-Cholesterin, das «gute« HDL-Cholesterin, Triglyceride, die Harnsäure (Gicht-Wert) und der TSH-Wert. Letzterer zeigt Schilddrüsenfunktionsstörungen an, die häufig zu Stoffwechselentgleisungen führen können. Eine Ultraschalluntersuchung der Leber kann Fettablagerungen zeigen, welche ein früher Hinweis auf eine sich anbahnende Stoffwechselstörung sein können.

51 bis 75 Prozent

Bei Ihnen besteht ein mittleres bis erhöhtes genetisches Risiko für Stoffwechselerkrankungen. Ein gesunder Lebensstil (Bewegung, kalorienbewusste Ernährung) muss konsequent eingehalten werden, jenseits des 60. Lebensjahres sind häufig Medikamente nötig, um den Stoffwechsel im Griff zu behalten. Um diesen Zeitpunkt nicht zu verpassen, sollten Sie rechtzeitig mit den Vorsorgeuntersuchungen beginnen: Lassen Sie ab 35 unbedingt neben dem Gesamtcholesterin und Blutzucker das »böse« LDL-Cholesterin, das »gute« HDL-Cholesterin, die Triglyceride, die Harnsäure (Gicht-Wert) und den TSH-Wert bestimmen. Letzterer zeigt Schilddrüsenfunktionsstörungen an, die häufig zu Stoffwechselentgleisungen führen können. Bei einer Ultraschalluntersuchung der Leber können hier Fettablagerungen diagnostiziert werden, welche ein früher Hinweis auf eine sich anbahnende Stoffwechselstörung sein können.

76 bis 100 Prozent

Bei Ihnen besteht ein erhöhtes genetisches Risiko für Stoffwechselerkrankungen. Konsultieren Sie frühzeitig Ihren Arzt, damit eine mögliche Stoffwechselstörung rechtzeitig erkannt und behandelt wird. Manchmal kann nur durch einen Gentest geklärt werden, worauf eine schwerere Stoffwechselstörung, z. B. ein exzessiv erhöhter Cholesterinwert, basiert. Lassen Sie unbedingt ab 35 neben dem Gesamtcholesterin und Blutzucker das »böse« LDL-Cholesterin, das »gute« HDL-Cholesterin, die Triglyceride, die Harnsäure (Gicht-Wert) und den TSH-Wert bestimmen. Letzterer zeigt Schilddrüsenfunktionsstörungen an, die häufig zu Stoffwechselentgleisungen führen können. Mit Hilfe einer Ultraschalluntersuchung der Leber können hier Fettablagerungen diagnostiziert werden, welche ein früher Hinweis auf eine sich anbahnende Stoffwechselstörung sein können. Manchmal muss auch ein kompletter Hormonstatus erstellt werden, um einer Stoffwechselstörung auf die Spur zu kommen.

Genetisches Risiko für Entzündungen und Allergien

Unser Immunsystem ist ständig damit beschäftigt, uns unerwünschte Eindringlinge wie Bakterien oder Viren vom Hals zu halten. Manchmal ist seine Leistungsfähigkeit eingeschränkt, in der Folge bekommen wir leichter Infektionskrankheiten wie z. B. eine Erkältung oder eine Grippe. Manchmal wird die Abwehrfunktion des Immunsystems auch fehlgeleitet und richtet sich gegen körpereigene Strukturen. Auf diese Weise entstehen Erkrankungen wie Gelenkrheuma. Schließlich kann das Immunsystem auch zu stark reagieren, was sich dann als Allergie (Heuschnupfen, Asthma) bemerkbar macht. All diese Prozesse haben auch eine genetische Grundlage. In diesem Test wird wiederum nur abgefragt, ob eine Neigung zu Störungen der Immunfunktion besteht. Welche Störung das genau sein könnte, muss natürlich mit dem Arzt besprochen werden.

0 bis 25 Prozent
Bei Ihnen besteht ein niedriges Risiko für Entzündungen und Allergien. Sie haben keine Neigung zu Rheuma, Asthma, Heuschnupfen oder auch Infektionen. Da die Gene aber, wie schon mehrfach gesagt, nichts *festlegen,* sondern nur Rahmenbedingungen schaffen, kann eine solche Erkrankung natürlich auch ohne genetische Neigung auf-

treten. Wenn also entsprechende Symptome auftreten, beispielsweise Gelenkschmerzen, Atemnot oder wiederholte Erkältungen oder Blasenentzündungen, dann sollten Sie sich nicht in Sicherheit wiegen, sondern dies ärztlich abklären lassen.

26 bis 50 Prozent

Sie haben ein niedriges bis mittleres Risiko für Entzündungen und Allergien. Solange keine Symptome auftreten, sind keine speziellen Vorsichtsmaßnahmen zu ergreifen. Besteht aber z. B. ein Heuschnupfen, sollten Sie frühzeitig auch Ihre Lungenfunktion untersuchen lassen, da der Heuschnupfen sich zu einem allergischen Asthma bronchiale entwickeln kann. Auch Gelenkschmerzen sollten Sie nicht auf die leichte Schulter nehmen, sondern frühzeitig eine immunologische Diagnostik beim Rheumatologen durchführen lassen, um rechtzeitig zu behandeln und schwere Gelenkschäden zu vermeiden.

51 bis 100 Prozent

Bei Ihnen besteht ein mittleres bis erhöhtes Risiko für Entzündungen und Allergien. Dies bedeutet dennoch nicht, dass Sie eine entsprechende Krankheit entwickeln *müssen*. Symptome wie häufiges Niesen oder Atemnot oder auch Gelenkschmerzen, Nahrungsmittelunverträglichkeiten, Durchfall, Gefühls- oder Bewegungsstörungen in den Armen oder Beinen sollten Sie aber nicht leichtfertig ignorieren, sondern mit dem Arzt besprechen. Laboruntersuchungen wie Rheumafaktor, Ig-E oder Schilddrüsen-Antikörper können dann sinnvoll sein. Wenn Sie in diesem virtuellen Gentest einen Wert von über 50 Prozent erzielt haben, kann ein Gentest sinnvoll sein, bei dem die Entzündungs- und Allergiegene analysiert werden.

Genetisches Suchtrisiko

Lange Zeit war man davon überzeugt, dass eine Sucht lediglich einer Willensschwäche der Betroffenen zuzuschreiben ist und dass sie sich lediglich etwas »zusammenreißen« müssten. Inzwischen spricht man aber längst von Sucht*erkrankungen* und hat in umfangreichen wissenschaftlichen Untersuchungen auch nachweisen können, dass diese

Erkrankungen zum Teil auf einer speziellen Veranlagung beruhen. Diese Neigung, süchtig zu werden, wird mit unserem Test abgefragt.

0 bis 25 Prozent

Sie haben ein niedriges genetisches Suchtrisiko. Sie können die typischen Suchtmittel wie Alkohol oder Zigaretten genießen, aber auch problemlos ganz ohne sie auskommen.

26 bis 50 Prozent

Sie haben ein niedriges bis mittleres genetisches Suchtrisiko. Eine Sucht kann bei Ihnen sehr wahrscheinlich nur dann entstehen, wenn ein entsprechender sozialer Druck ausgeübt wird (»Gruppenzwang«) oder wenn Sie eine extreme Lebenssituation durchzustehen haben. Seien Sie daher in schwierigen Phasen wachsam und greifen Sie ganz bewusst nicht zu Alkohol, Nikotin oder Tabletten.

51 bis 75 Prozent

Bei Ihnen besteht ein mittleres bis erhöhtes genetisches Suchtrisiko. Sie sind durchaus anfällig für gesellschaftlich akzeptierte Suchtmittel wie Nikotin oder Alkohol. Möglicherweise steigern Sie Ihren Konsum auch in Phasen von Stress. Meist bekommen Sie das Problem selbst in den Griff, seien Sie jedoch wachsam.

76 bis 100 Prozent

Bei Ihnen besteht ein erhöhtes genetisches Suchtrisiko. Sollten Sie eine Abhängigkeit entwickelt haben, hilft bei Ihnen meist nur eine »Ganz oder gar nicht«-Entscheidung, für deren Umsetzung Sie möglicherweise professionelle Unterstützung brauchen.

Genetisch bedingte Langlebigkeit

Über 80 Jahre alt werden können wir heute fast alle, wenn wir uns an bestimmte, sehr einfache Grundsätze des Lebensstils halten. Sehr alt zu werden, hat jedoch sehr viel mit Veranlagung zu tun. So ist die Wahrscheinlichkeit, deutlich über 80 zu werden, in der Familie von

Jeanne Calment, die 122 Jahre alt geworden und damit der älteste Mensch der Welt ist, viermal so hoch wie in der Normalbevölkerung.

0 bis 25 Prozent

Sie haben keine spezielle Veranlagung zur Langlebigkeit. Da hier aber zwei Drittel vom Lebensstil abhängen, können Sie aus eigener Kraft dennoch alt werden.

26 bis 50 Prozent

Sie besitzen eine normale genetische Lebenserwartung. Auch bei Ihnen ist der Lebensstil, der zu zwei Dritteln die Lebenserwartung mitbestimmt, das alles Entscheidende.

51 bis 75 Prozent

Aus genetischer Sicht haben Sie gute Aussichten auf ein langes Leben. Unterstützen Sie Ihren Körper dabei, nicht nur lange, sondern auch gut zu leben, indem Sie einen entsprechenden Lebensstil pflegen.

76 bis 100 Prozent

Vieles spricht dafür, dass Sie ein oder mehrere Langlebigkeitsgene in sich tragen. Solange Sie einen exzessiv selbstzerstörerischen Lebensstil vermeiden, haben Ihre genetischen Anlagen gute Chancen, auch zu Ihrer persönlichen Realität zu werden.

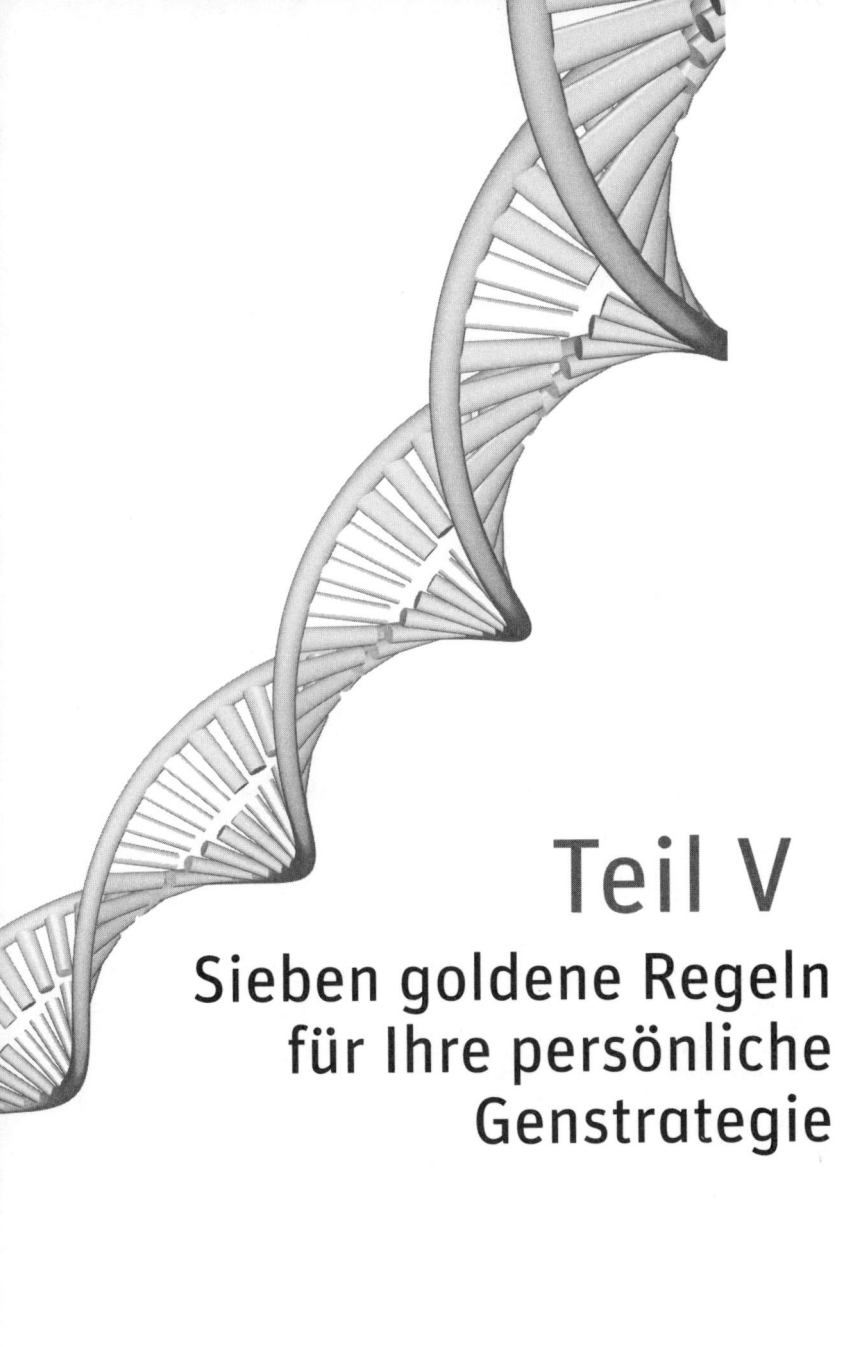

Teil V

Sieben goldene Regeln für Ihre persönliche Genstrategie

Sieben Regeln für den Umgang mit Ihrem genetischen Ich

14 Nun sind wir fast am Ende unserer Reise in die Welt der Gene angelangt. Zuerst haben wir uns den wissenschaftlichen Ursprüngen ihrer Entdeckung zugewandt und dabei Charles Darwin und Gregor Mendel über die Schulter geschaut. Danach sind wir mit den Herren Watson und Crick in die Substrukturen menschlicher Zellen vorgedrungen, wo wir im Zellkern die 23 Chromosomen-Paare bestaunen und sehen konnten, woraus diese 46 Genpakete bestehen, nämlich jeweils aus einem wendeltreppenförmig aufgedrehten Doppelfaden namens DNA. Noch ein Schritt weiter und wir konnten die Bausteine erkennen: die vier Basen mit den Buchstaben A, T, G und C. Mit diesen Buchstaben sind die Gene geschrieben, die nichts anderes sind als Bauanleitungen für die verschiedensten Zelleiweiße (Proteine). Schließlich haben wir uns mit der Frage beschäftigt, auf welche Weise die Gene in unser Leben eingreifen, über unsere Gesundheit mitbestimmen und unsere wichtigsten Charaktermerkmale prägen. Wir haben von Erbkrankheiten erfahren, vom Treuegen, das (bei Präriewühlmäusen) zugleich ein Geselligkeitsgen ist, von Männlichkeitsgenen, von Neugiergenen und von den George-Clooney-Genen mit dem einfachen Namen Hox. Mit diesem Vorwissen ausgestattet, sind wir in unser eigenes genetisches Ich eingetaucht, kraft eines völlig neuartigen virtuellen Gentests. Nachdem wir wieder aufgetaucht sind, entdecken wir nun am Ufer eine Tafel, auf der sieben Regeln zum Umgang mit unserem genetischen Ich stehen. Sie lauten:

1. Haben Sie keine Angst vor sinnvollen Gentests.
2. Stehen Sie zu Ihrem genetischen Ich.
3. Verlieben Sie sich mit all Ihren Genen.
4. Schließen Sie Freundschaft mit Ihren Genen.
5. Erkennen Sie Ihr individuelles »Finanz-Gen«.
6. Entdecken Sie das Erfolgsgen in sich.
7. Achten Sie auf Ihr genetisches Feng-Shui.

Was sich hinter diesen Regeln verbirgt und wie Sie sie anwenden können, erfahren Sie in diesem letzten Teil des Buches.

Haben Sie keine Angst
vor sinnvollen Gentests

15 Die Grundidee dieses Buches ist einfach: Erkennen Sie Ihre genetischen Stärken und Schwächen und begreifen Sie beide als Chance für ein gesünderes und glücklicheres Leben. Offenbar sind Sie am Thema Genetik sehr interessiert, sonst hätten Sie dieses Buch nicht gekauft. Wenn Sie es bis hierher gelesen und auch den virtuellen Gentest im vorangegangenen Abschnitt gemacht haben, dann haben Sie bereits viel über die Möglichkeiten der Genforschung und auch über sich selbst erfahren. Wären Sie aber auch an einem realen Gentest für sich selbst interessiert? Ein virtueller Gentest kann Ihr Genprofil ja nur indirekt und näherungsweise abbilden, zur Bestimmung des realen Genotyps bedarf es auch eines realen Gentests. Wären Sie bereit, einen solchen echten Gentest an sich durchführen zu lassen?

Erkennen Sie Ihre genetischen Stärken und Schwächen und begreifen Sie beide als Chance für ein gesünderes und glücklicheres Leben.

Ich frage deshalb so provokativ, weil ich mir vorstellen kann, dass Sie dazu noch nicht bereit sind und dass Sie möglicherweise gute Gründe dafür haben. Auch ich war zu Beginn etwas zurückhaltend, als ich den von uns angebotenen Gentest an mir selbst ausprobieren sollte. Vor allem drei Fragen wollte ich für mich beantwortet haben, ehe ich mich einem solchen Test unterziehen würde:

- Wozu kann mir dieser Test nützen?
- Inwiefern kann er mir vielleicht auch schaden?
- Kann man diese Informationen nicht auch billiger bekommen? Denn ein Gentest kostet heute noch zwischen 500 und 15 000 Euro, je nachdem, welche und wie viele Gene analysiert werden.

Um diese Fragen für sich zu beantworten, muss man zunächst eines wissen: Gentest ist nicht gleich Gentest. Der beste Gentest, also die komplette Sequenzierung der gesamten Basenfolge eines menschlichen Genoms (Genom ist das komplette Erbmaterial), hat noch nicht ganz Marktreife erlangt. Das ist unter anderem daran abzulesen, dass der inzwischen in die Jahre gekommene DNA-Doppelhelix-Entdecker und Nobelpreisträger James Watson kürzlich stolz verkündete, er habe sein eigenes Genom innerhalb von weniger als 14 Tagen für weniger als eine Million Dollar sequenzieren lassen. Das entspräche in etwa einem eine Million Dollar teuren Elektroauto, mit dem man innerhalb von 14 Tagen von Hamburg nach München gelangen könnte. In beiden Fällen wird die Marktreife aber noch in unserer Lebenszeit erreicht werden, wahrscheinlich sogar innerhalb der nächsten zehn Jahre. Bis dahin müssen wir uns noch damit begnügen, Benzin zu tanken bzw. nur die kritischen Teilabschnitte unseres Erbguts analysieren lassen zu können.

Gentest bei monogen vererbten Krankheiten

Ein solcher partieller Gentest wird z.b. durchgeführt, wenn es um eine **monogen** vererbte Krankheit geht. Ungefähr 6000 solcher durch einen einzigen Gendefekt verursachten Krankheiten sind bisher beschrieben, darunter die Muskeldystrophie, die Mukoviszidose und die Chorea Huntington, über die wir im 5. Kapitel schon gesprochen haben, und die mit leichten Bewegungsstörungen beginnt, ehe sie zu einem kompletten körperlichen und geistigen Verfall führt. Kommt eine solche Krankheit in der eigenen Familie vor, so möchten die meisten von uns wissen, ob sie selbst Genträger sind und die Krankheit möglicherweise auf die eigenen Nachkommen übertragen könnten oder bereits haben. Dazu muss man sich lediglich ein wenig Blut abnehmen lassen. Aus den Blutzellen wird dann die DNA isoliert und nur das betreffende Gen analysiert (sequenziert). Nach zwei bis drei Wochen bekommt man dann eine der folgenden Informationen:

- *gen-gesund:* Wir haben das defekte Gen nicht vererbt bekommen und werden es entsprechend auch nicht an unsere Nachkommen weitergeben.
- *gesunder Genträger:* Eine der beiden Kopien des betreffenden Gens ist defekt, die andere Kopie jedoch intakt, so dass wir nicht erkranken, die defekte Erbinformation aber weitergeben können (wir erinnern uns: Jedes Gen gibt es in unseren Zellen zweimal, eine Kopie von der Mutter, eine vom Vater.).
- *Genträger mit hohem Erkrankungsrisiko:* Wir tragen den Gendefekt in uns und werden voraussichtlich erkranken (entweder weil das

defekte Gen dominant ist, also die zweite Genkopie »überstimmt«, oder weil beide Genkopien den Defekt tragen).

Erbkrankheiten, die nicht beeinflusst werden können

Die Antwort auf die Frage, ob uns das Ergebnis eines solchen Gentests für monogene Erkrankungen nutzen oder auch schaden kann, hängt entscheidend davon ab, was wir tun können, um den Ausbruch der Erkrankung zu verhindern oder ihren Verlauf zu mildern. Bei der Chorea Huntington kommt diese Frage einer sehr persönlichen Gewissensentscheidung gleich, eben weil man den Verlauf dieser Erkrankung kaum beeinflussen kann. Einige Menschen wollen trotzdem wissen, ob sie betroffen sind, um sich darauf einstellen zu können und auch um nicht mit der ständigen Ungewissheit leben zu müssen. Andere wollen es nicht wissen, um der von einem krankhaften Ergebnis ausgehenden Bedrohung nicht ständig ausgesetzt sein zu müssen. Zu welcher Gruppe man selbst gehört, kann man nur im Gespräch mit einem erfahrenen Humangenetiker und möglicherweise auch mit einem auf diesem Gebiet geschulten Psychologen herausfinden. Sinnvoll ist ein solcher Test aber dann, wenn Nachwuchs geplant ist, wie in unserem Beispiel aus dem 5. Kapitel.

Erkrankungen, bei denen man etwas tun kann

Einfacher fällt einem die Entscheidung für einen Gentest, wenn es um monogene Erkrankungen geht, bei denen man sehr wohl etwas tun kann. Für viel Furore haben auf diesem Gebiet die monogenen Krebserkrankungen geführt. Bei betroffenen Familien kommt eine bestimmte Krebsart immer wieder vor, z.B. Brustkrebs oder Darmkrebs. Im Erbgut dieser Familien hat man veränderte Sequenzen in sogenannten Onkogenen (Krebsgenen) und Tumorsuppressor-Genen (Krebsverhinderungsgenen) gefunden, die man heute routinemäßig nachweisen kann. Findet man eine solche Veränderung, bedeutet das nicht, dass man sicher Krebs bekommt. Man hat nur ein deutlich erhöhtes Risiko für die betreffende Krebsart. Bekannt geworden sind in diesem Zusammenhang die Brustkrebsgene BRCA1 und BRCA2. Frauen mit einem Defekt in einem der beiden Gene haben ein bis zu 85-prozentiges Risiko, im Laufe ihres Lebens Brustkrebs zu bekommen (und zudem ein knapp 50-prozentiges Eierstockkrebsrisiko).

Was nützt einem die Information, Träger eines solchen Gens zu sein, mögen Sie sich fragen? Nun, es nützt eine ganze Menge. Vor allem würde man die zur Verfügung stehenden Früherkennungsmaß-nahmen konsequent einsetzen, um einen Tumor im Frühstadium zu erwischen. Denn wie bei allen anderen Tumorarten gilt auch für Brustkrebs: Je früher erkannt, desto besser die Heilungschancen. Konkret heißt das: Ist der BRCA1- oder der BRCA2-Gentest bei einer Frau positiv, also auffällig, dann soll man bei ihr schon in jun-gen Jahren (ab 35 Jahren) regelmäßig eine Mammografie durch-führen. In Zukunft werden hier auch vermehrt strahlenfreie Unter-suchungsmethoden wie der Ultraschall und die Kernspintomografie zum Einsatz kommen. Neben der Früherkennung wird zuneh-mend auch die prophylaktische Entfernung beider Brustdrüsenkör-per (mit entsprechender kosmetisch ansprechender Rekonstruktion) bei BRCA-Gen-Trägerinnen diskutiert. In den dazu durchgeführten Studien lässt sich durch diese zunächst recht radikal klingende Maß-nahme das Brustkrebsrisiko um 99 Prozent senken. Ich sage »zu-nächst recht radikal klingend«, weil man diese prophylaktische Maßnahme mit einem extrem hohen Brustkrebsrisiko ins Verhältnis setzen muss, welches irgendwann ohnehin mit sehr großer Wahr-scheinlichkeit zu einer Operation führen wird, die dann noch radika-ler ausfällt. Hier ist aber das letzte Wort noch nicht gesprochen, und die Entscheidung liegt letztlich bei jeder einzelnen Frau. Eine Auf-klärung über alle bestehenden Möglichkeiten sollte aber in jedem Fall erfolgen.

Das Wissen, Träger eines bestimmten Krebsgens zu sein, hat einen ent-scheidenden Vorteil: Durch Vorsorgeuntersuchungen kann ein Tumor frühzeitig erkannt und meist erfolgreich behandelt werden.

Soll man diesen Ausführungen nun entnehmen, dass jede Frau den BRCA1- und BRCA2-Gentest bei sich durchführen lassen soll? Die Antwort ist ein eindeutiges Nein. Inzwischen wurden klare Kriterien definiert, die erfüllt sein müssen, damit ein solcher (aufwendiger und teurer!) Gentest empfohlen und auch von der Krankenkasse bezahlt wird. So muss der klare Verdacht bestehen, dass die betreffende Frau aus einer Risikofamilie stammt. Das ist der Fall, wenn bei nahen Verwandten in jungem Alter (unter 50) Brustkrebs aufgetreten ist und/oder wenn in der Verwandtschaft bereits eine BRCA1- oder BRCA2-Mutation nachgewiesen wurde. Ähnlich verhält es sich auch bei allen anderen erblichen Krebsarten wie z. B. dem erblichen Darmkrebs.

Gentests bei polygenen Erkrankungen?

Für die viel häufigeren **polygenen** Erkrankungen hätten wir solche klaren Kriterien auch gerne, aber davon sind wir noch weit entfernt. Für einige Experten ist es sogar zweifelhaft, ob Gentests für polygene Erkrankungen überhaupt jemals sinnvoll sein werden. Die Träger solcher Bedenken gehören nicht selten auch zum Kreis derjenigen, die präventivmedizinische Ansätze ganz generell in Bausch und Bogen verdammen, sie halten nur den Kranken einer ärztlichen Behandlung für würdig und Prävention für medizinischen Humbug. Ich sage jedoch voraus, dass man sich in weniger als zwei Jahrzehnten über so viel Ignoranz die Haare raufen und sich ungläubig fragen wird, wie man so lange ausschließlich eine Medizin betreiben konnte, die immer erst dann reagierte, wenn das Kind schon halb oder ganz in den Brunnen gefallen war. Gerade bei den polygenen Erkrankungen können wir in der Prävention so unglaublich viel tun, wie ich bereits in meinem Buch »Besser leben, länger leben« nicht müde geworden bin zu betonen. Ich wage sogar zu behaupten, dass wir gerade für diese Erkrankungen in allernächster Zeit eine »präventive Revolution« erleben werden, und dass moderne Gentests zu den Speerspitzen dieser Revolution gehören werden.

Die möglichen Folgen minimaler Gendefekte

Wir erinnern uns: Bei der Entstehung polygener Erkrankungen mischen mehrere suboptimal funktionierende Gene mit. Jeder dieser kleinen Gendefekte ist für sich selbst harmlos, im Verein mit anderen kleinen Gendefekten und mit nachteiligen Verhaltensweisen richten sie aber Schaden an und führen zu den sogenannten Zivilisationskrankheiten wie Diabetes, Bluthochdruck, Thrombose, Osteoporose, Übergewicht und Arteriosklerose (zu Herzinfarkt und Schlaganfall führende Gefäßverkalkung). Bei diesen kleinen Gendefekten handelt es sich meist nur um eine einzige Base, also einen einzigen veränderten Buchstaben in der Sequenz des Gens. Solche minimalen

Genveränderungen haben wir im 10. Kapitel über die genetisch bedingte Neugier schon kennengelernt und erfahren, dass man sie Single Polynucleotide Polymorphisms, kurz SNPs (sprich: Snips), nennt.

Einzelne kleine Gendefekte sind für sich selbst harmlos, im Verein mit anderen kleinen Gendefekten und mit nachteiligen Verhaltensweisen richten sie aber Schaden an und führen zu den sogenannten Zivilisationskrankheiten.

Schauen wir uns z.B. diese kurze Sequenz aus irgendeinem beliebigen Gen an, wie sie bei den meisten Menschen zu finden ist: ... ATTCTTG... Bei einer Minderheit findet man an genau dieser Stelle jedoch ...ATTATTG... Sie sehen: Ein Buchstabe ist verändert. Man hat herausgefunden, dass die DNA-Sequenz zweier willkürlich ausgewählter Menschen, die nicht miteinander verwandt sind, zu 99,9 Prozent identisch ist. Der genetische Unterschied zwischen zwei Menschen beträgt also nur 0,1 Prozent und beruht vor allem auf solchen SNPs, die statistisch gesehen alle tausend Basen einmal vorkommen (daher der Wert von 0,1 Prozent). Die meisten dieser SNPs sind harmlos, haben also keinerlei Bedeutung für die Entstehung einer bestimmten Krankheit, etwa weil das Protein, das aus diesem leicht veränderten Gen entsteht, noch genauso gut funktioniert wie das normale. Andere SNPs tragen ein kleineres oder größeres Scherflein zu einer Krankheit bei, ohne sie ganz allein verursachen zu können. Ein schon länger bekannter SNP in einem Blutgerinnungsgen geht z.B. mit einem erhöhten Thromboserisiko einher. Hat man diesen SNP in seinem Erbgut, passiert zunächst gar nichts. Kommen allerdings weitere SNPs in anderen Thrombosegenen hinzu oder Verhaltensweisen wie Rauchen oder Einnahme der Antibabypille, die das Entstehen einer Thrombose fördern, summieren sich diese mit der Wirkung des SNP. So kann es schließlich tatsächlich zu einer Thrombose kommen, die sogar in einer tödlichen Lungenembolie enden kann. Menschen mit einem solchen SNP würde man also dezidiert raten, das Rauchen aufzugeben. Betroffene Frauen sollten die Antibabypille nicht erhalten und auf andere Verhütungsmethoden ausweichen. Auch würde man Menschen mit einem solchen SNP vor längeren Flugreisen oder

Autofahrten eine Thrombosespritze verabreichen wollen. Sie sehen also: Aus der Analyse von SNPs lassen sich manchmal direkte Empfehlungen für präventives Verhalten ableiten.

Nachteile eines Genprofils

Hat man anfangs noch einzelne SNPs bestimmt, so ist man heute dazu übergegangen, Gentests zu entwickeln und anzubieten, in denen – automatisiert – ganze Batterien von SNPs analysiert werden. Auf diese Weise erhält man ein Gen*profil* und damit eine Risikoprognose für alle wichtigen polygenen Erkrankungen. Wir bieten selbst solche Gentests an, bisher allerdings nur auf expliziten Wunsch. Denn auch wenn ich davon überzeugt bin, dass Gentests schon in allernächster Zukunft einen ganz entscheidenden Beitrag zu einer effizienten Prävention leisten werden, lassen sich derzeit ein paar kritische Überlegungen noch nicht so ganz einfach wegwischen.

Eine solche Überlegung betrifft die Konsequenzen, die aus solchen Untersuchungen zu ziehen sind. Platt gesagt: Was nützt es einem, zu erfahren, dass man z.B. ein leicht erhöhtes genetisches Herzinfarktrisiko hat und sich daher gesund ernähren, nicht rauchen und sich mehr bewegen soll? Das wusste man doch auch vorher schon, oder? Dem kann man jedoch entgegenhalten, dass einige Menschen einen solchen psychologischen »Tritt in den Hintern« brauchen, um ihren Lebensstil zu optimieren. Ähnlich wie eine Vorsorgeuntersuchung, die eine beginnende Gefäßverkalkung zeigt, kann auch das Ergebnis eines Gentests enorm motivieren, endlich etwas zu tun. Ganz besonders kann ein solcher Gentest dazu beitragen, die entdeckten »Achillesfersen« bei den regelmäßigen Vorsorgeuntersuchungen frühzeitiger und noch genauer unter die Lupe zu nehmen beziehungsweise diese Vorsorgeuntersuchungen überhaupt erst einmal wahrzunehmen. Auch können Gentests dazu dienen, Menschen auf ihre Medikamenten- und Hormonverträglichkeit zu prüfen, gerade für Frauen in den Wechseljahren ein wichtiges Thema.

Spezielle Risiken kann man mit solchen Gentests also aufdecken. Andersherum funktioniert das leider noch nicht. Wer nämlich erwartet, durch ein optimales Testergebnis einen Freibrief zu erhalten, Kalorien, Zigaretten und Alkohol ohne Bedenken und Grenzen konsumieren zu können, der täuscht sich (noch). Eines Tages, wenn wir wirklich *alle* Risikogene kennen werden, können wir vielleicht tatsächlich einigen wenigen Menschen den »Jeanne-Louise-Calment-Pass« ausstellen. In dem wird zwar nicht stehen können, dass die betreffende Person garantiert 122 Jahre alt werden wird, aber wir werden ihr bescheinigen können, dass sie ein besonders niedriges Risiko für die polygenen Zivilisationskrankheiten hat.

Für wen ist ein präventiver Gentest sinnvoll?

Wem aber rate ich nun dazu, präventiv ein Genprofil erstellen zu lassen? Wohlgemerkt, es geht hier ausschließlich um den Einsatz von Gentests in der Präventivmedizin, wir sprechen an dieser Stelle nicht über die Gendiagnostik in der Kriminalistik, bei Vaterschaftstests oder in der Pränataldiagnostik. Einen rein präventiven Gentest würde ich denjenigen raten, die

- im virtuellen Gentest (siehe Teil IV) in einem der Genprofile zum Thema Gesundheit einen Wert von über 50 Prozent erreicht haben und/oder
- von vorneherein motiviert sind, aus einem erhöhten genetischen Risiko auch klare Konsequenzen für den Lebensstil zu ziehen, und/oder
- jung genug sind, um *vor* dem Auftreten von Erkrankungen zu reagieren (bei einem Menschen, der schon einen Herzinfarkt hatte, nützt es wenig, sein genetisches Herzinfarktrisiko zu bestimmen),
- von sich selbst wissen, dass sie ein erhöhtes genetisches Risiko nicht als permanente Belastung empfinden würden.

Gerade der letzte Punkt ist natürlich nicht so leicht vorherzusehen. Deshalb bin ich der festen Überzeugung, dass genetische Tests ausschließlich in die Hände von Ärzten gehören, die aus ihrer Erfahrung heraus einschätzen können, wie sinnvoll ein solcher Test im Einzelfall ist, und die auch bereit sind, den Patienten nicht etwa mit seinem Ergebnis alleine zu lassen, sondern ihn vor und nach dem Test umfassend über die Konsequenzen zu beraten!

Genetische Tests gehören ausschließlich in die Hände von Ärzten, die einschätzen können, wie sinnvoll ein solcher Test im Einzelfall ist, und die den Patienten vor und nach dem Test umfassend beraten.

Gerade deshalb rate ich auch dringend davon ab, im Internet angebotene Gentests à la »23 and me« (zugegebenermaßen ein witziger Name, gemeint sind natürlich die 23 Chromosomen-Paare) zu bestellen. Es klingt verlockend: Man erhält ein kleines Plastikgefäß, spuckt hinein, überweist circa 1000 Dollar, schickt das Gefäß zurück an die Firma und bekommt vier Wochen später sein Genprofil. Doch Vorsicht: Die Interpretation ist für den Laien trotz angebotener Onlinetools schwierig und die Firma behält sich das Recht vor, die Daten – anonymisiert zwar, aber dennoch (!) – an Pharmafirmen für deren Forschungszwecke zu verkaufen. Muss ich näher begründen, warum ich solche Angebote nicht gutheißen kann?

Fazit

- Gentests für monogene Erkrankungen sind nur dann sinnvoll, wenn es einen Anhaltspunkt für eine in der Familie vorkommende Erbkrankheit gibt, z.b. familiären Brustkrebs oder familiären Darmkrebs.

- Gentests für polygene Erkrankungen wie Arteriosklerose, Diabetes und Osteoporose werden in der Prävention immer wichtiger und sollten möglichst schon in jungen Jahren eingesetzt werden, allerdings immer nur von einem Arzt mit Beratungskompetenz auf diesem Gebiet. Fragen Sie Ihren Hausarzt oder senden Sie eine E-Mail mit Ihren Fragen an bamberger@mpch.de.

Stehen Sie zu Ihrem genetischen Ich

16 Gibt es den perfekten Menschen? Wenn wir genauer darüber nachdenken, muss die Antwort nein lauten. Denn eine Stärke auf einem Gebiet wird fast immer mit einer Schwäche auf einem anderen bezahlt, weil alles miteinander zusammenhängt. Hat jemand z.b. eine genetische Veranlagung für ein starkes Immunsystem, wird er gleichzeitig zu einer Überreaktion dieses Systems, also zu Heuschnupfen oder Asthma neigen. Von Natur aus sehr schlanke Menschen haben häufig eine Neigung zu dünnen Knochen, also zu einer Osteoporose. Und beim Charakter sieht es nicht anders aus. Menschen, die besonders reichhaltig mit Gewissenhaftigkeitsgenen ausgestattet sind, wird das möglicherweise davon abhalten, kreativ zu sein. Extravertierte mögen als Stimmungskanonen taugen, dafür aber in ihren persönlichen Beziehungen zu Oberflächlichkeit neigen. Kurzum, von der Idee genetischer oder überhaupt irgendwie gearteter Perfektion sollten wir uns in Bezug auf den Homo sapiens verabschieden.

Vielmehr sollten wir uns fragen, wie wir mit unserer persönlichen genetischen Konstellation gesund und glücklich leben können. Dazu müssen wir diese genetische Konstellation erst einmal annehmen. Der virtuelle Gentest im vorherigen Teil sollte ein wenig dazu beitragen, das eigene genetische Ich besser kennenzulernen. Vor allem, was das Charakterliche angeht, kann er eine gute Hilfestellung sein, bei den gesundheitlichen Aspekten kann er nicht mehr sein als ein grober Anhalt, der gegebenenfalls durch einen echten Gentest, wie im 15. Kapitel beschrieben, erweitert werden sollte. Ein solcher echter Gentest steht wiederum für die charakterliche Seite noch nicht zur Verfügung (und wäre zudem ethisch äußerst bedenklich).

Sie sind einzigartig!

Was immer bei Ihrem virtuellen Gentest im Detail herausgekommen sein mag, eine Botschaft hat der Test für alle: Werden Sie sich Ihrer Einzigartigkeit bewusst! Durch das Zusammenspiel *Ihrer* speziellen Genkonstellation mit *Ihrer* speziellen Lebensgeschichte sind Sie einmalig und unwiederholbar! Und das gilt es nicht nur anzunehmen, das gilt es zu feiern! Immer wieder. Sooft es geht. Ihre Einzigartigkeit muss tief in Ihrem Bewusstsein verankert werden, dann führt sie ganz von allein zu mehr Selbstbewusstsein und Lebensglück. In Ihrem Profil mag es vorteilhafte und weniger vorteilhafte Aspekte geben, Ihr Profil als Ganzes sind Sie, und das ist gut so!

Schauen Sie zuerst auf Ihre Stärken

Beginnen wir mit der Gesundheit: Gehen Sie damit um wie ein Zehnkämpfer. Auch ein Zehnkämpfer ist nicht in allen Disziplinen von vorneherein gleich gut, geschweige denn Weltspitze. Aufgrund dessen, was er kann und aus der generellen Akzeptanz des eigenen Körpers entwickelt er eine mentale Stärke, die ihn in weiteren Bereichen zu Höchstleistungen befähigt. Seien Sie erst einmal glücklich und zufrieden damit, dass Sie diesen Körper haben, dass er seine Funktionen erfüllt und Ihnen zu Diensten ist. Unabhängig davon, wo er vielleicht ein bisschen zu viel Fett angesetzt hat, wo es zwickt und zwackt oder wo sich möglicherweise sogar eine Krankheit eingenistet hat. Lernen Sie, Ihren Körper *bedingungslos* zu lieben!

Werden Sie sich dann der *Stärken* bewusst, die dieser Körper hat. Die meisten Menschen vernachlässigen diese Stärken und konzentrieren sich auf das, was nicht so gut läuft. Das ist verständlich, aber falsch. Ihr persönliches Gesundheitsprofil, sei es in unserem virtuellen Gentest oder bei Ihrer letzten Vorsorgeuntersuchung erhoben, beinhaltet ein Problem im Cholesterinstoffwechsel? Dann schauen Sie sich trotzdem erst einmal an, was alles in Ordnung ist. Wo liegen Ihre Stärken? Die Leber- und Nierenwerte waren gut, das Belastungs-EKG war unauffällig, und im virtuellen (oder besser noch: im realen) Gentest hat sich ein niedriges Risiko für Krebserkrankungen ergeben. Zelebrieren Sie das! Belohnen Sie Ihren Körper dafür, indem Sie ihm Gutes antun, auf die Ernährung achten und sich bewegen – nicht unter dem Aspekt der Askese, sondern als ein Fest für Ihren Körper, den Sie in seiner Gesamtheit und mit seinen Stärken akzeptieren.

Wenden Sie sich erst dann Ihren Schwächen zu. Mental gestärkt durch die generelle Akzeptanz Ihrer Selbst und Ihres Körpers, sind Sie nun motiviert wie der Zehnkämpfer, dem der Stabhochsprung nicht so liegt und der diese Disziplin nun besonders intensiv trainiert. Allerdings sollten Sie sich bei der Arbeit an Ihren Schwachpunkten unterstützen lassen, am besten durch Ihren persönlichen Präventionscoach.

Das kann sehr gut Ihr Hausarzt sein, falls er sich für dieses Thema interessiert. Inzwischen finden Sie aber auch in jeder größeren Stadt präventivmedizinische Einrichtungen, die Sie auf diesem Gebiet professionell beraten können. Bei Ihnen hat sich ein Hinweis darauf ergeben, dass Sie genetisch bedingt ein erhöhtes Darmkrebsrisiko haben? Sprechen Sie mit Ihrem Arzt darüber, ob ein spezieller Gentest indiziert ist und wann und in welchem Abstand bei Ihnen Darmspiegelungen durchgeführt werden müssen. Ihr Cholesterinspiegel ist zu hoch? Lernen Sie, in welchen Lebensmitteln so viel Cholesterin enthalten ist, dass Sie diese nur gelegentlich genießen sollten. Fragen Sie Ihren Präventionscoach, ob Sie ein Kandidat für eine medikamentöse Cholesterinsenkung sind. Ganz gleich also, wo die Achillesferse bei Ihnen sitzt: Stärken Sie diese konsequent, immer jedoch von dem Sockel eines unumstößlichen körperlichen Selbstbewusstseins herab, das nicht zuletzt auf Ihrer genetischen Einzigartigkeit beruht.

Jede Eigenschaft hat auch positive Seiten

Was für Ihren Körper recht ist, das sollte für Ihre Seele und Ihren Charakter natürlich billig sein. Einigen Menschen fällt hier die Selbstakzeptanz besonders schwer, eben weil ihre charakterliche Prägung eine Tendenz zu Schüchternheit, Selbstzweifeln, Ängsten und depressiven Verstimmungen beinhaltet. So paradox es zunächst klingen mag: Akzeptieren Sie auch diese Tendenzen in sich. Machen Sie sich hier ebenfalls zuallererst Ihre Stärken klar. Sind Sie der freundliche und hilfsbereite Typ? Gratulieren Sie sich dafür. Das ist eine großartige Eigenschaft. Sie sind gewissenhaft, neigen zum Perfektionismus? In dieser Eigenschaft ist viel Gutes enthalten, Sie ziehen bis zum Ende durch, wo andere gleich aufgeben, auf Sie und auf Ihre Leistung kann man sich verlassen. Und danach erst widmen Sie sich den Schwächen, die so eindeutig eben auch keine Schwächen sind. Schüchternheit kann auch sympathisch machen. Arbeiten Sie also, gerade was Ihren Charakter angeht, daran, ihn in seiner Gesamtheit und in seiner schillernden Einzigartigkeit zu schätzen.

Fazit

Das Fazit kann also nur so heißen wie die Überschrift: Stehen Sie zu Ihrem genetischen Ich! Stehen Sie zu Ihrer Einzigartigkeit!

Verlieben Sie sich mit all Ihren Genen

17 Partnersuche und Genetik also. »Geht das nicht ein bisschen zu weit?«, werden Sie vielleicht fragen und möglicherweise das Bild einer Frau und eines Mannes vor Augen haben, die zum ersten Mal gemeinsam ausgehen, sich tief in die Augen schauen, um dann in aller Nüchternheit die Ergebnisse ihrer Gentests austauschen. Nach dem Motto: Man will ja schließlich wissen, ob sich die emotionale Investition lohnt ...

Sie finden das unpassend und unromantisch? Dabei führen wir alle ganz unbewusst ohnehin schon eine Art virtuellen Gentest durch, wenn wir auf der Suche nach einem Partner sind. Das Aussehen ist ja, wie wir im 7. Kapitel gesehen haben, eine Frage der Hox-Gen-Konstellation und soll Evolutionsbiologen zufolge schon seit Jahrtausenden die genetische Gesundheit eines Menschen reflektieren. Aber sollen wir so weit gehen, auch andere genetische Aspekte in die Partnerwahl mit einzubeziehen? Ist das nicht der erste Schritt zu einer Art Genrassismus?

Schon seit jeher führen wir bei der Partnersuche unbewusst eine Art virtuellen Gentest durch.

Die »Big Five« sind weitgehend unveränderbar

In der Tat sollte man auf diesem Gebiet sehr vorsichtig sein. Und ich glaube auch, dass es einer neuen Beziehung abträglich wäre, solche Fragen nach genetischen Prägungen schon von Anfang an mit ins Spiel zu bringen. Das wird sicherlich auch in 50 Jahren nicht anders sein. Wenn sich dann aber die Frage stellt, ob aus der anfänglichen Verliebtheit etwas Dauerhaftes erwachsen soll oder kann, dann ist es sinnvoll, den Charakter des Partners etwas besser zu verstehen. Und es sind gerade die genetisch mitgeprägten »Big Five« aus dem 10. Kapitel, die in diesem Zusammenhang von besonderem Interesse sind. Eben weil diese Charaktereigenschaften genetisch mitgeprägt sind, werden sie sich auch nicht deutlich ändern lassen. Wie extravertiert, wie offen für Neues, wie guter Laune, wie freundlich und hilfsbereit, wie zuverlässig und wie treu Ihr Partner ist, können Sie nicht beeinflussen, ebenso wenig wie er oder sie es bei Ihnen kann. Hier kommen wir also zu dem Punkt, nicht nur das eigene genetische Ich, sondern auch das des Partners zu akzeptieren und – ein großes Wort – zu lieben. Ist aber bei diesen genetisch geprägten Charaktereigenschaften eine dabei, mit der Sie partout nicht leben können, so werden Sie Probleme bekommen. Ein notorisch untreuer Mann beispielsweise wird diese Verhaltensweise schwerlich ganz aufgeben können. Unser virtueller Gentest im IV. Teil kann ein Wegweiser sein, um herauszufinden, wie gut man charakterlich zusammenpasst.

Dabei gibt es verschiedene Möglichkeiten, diesen Test zu machen: allein und heimlich, allein, aber mit anschließender Konfrontation des Partners oder gemeinsam und mit anschließendem Gespräch über die Ergebnisse. Gerade die letzte Variante setzt voraus, dass man sich schon ein wenig besser kennt und vertraut, denn ein ehrliches Gespräch über die beiderseitigen Charaktereigenschaften ist nicht so ganz ohne. Es mag vor allem für schon gefestigte Partnerschaften taugen und diese vielleicht sogar neu beleben.

Welche Eigenschaften passen zusammen?

Vergleicht man sein eigenes genetisches Charakterprofil mit dem seines Partners, dann wird man unweigerlich zu der ewigen Frage gelangen, welche der beiden Volksweisheiten denn nun stimmt: »Gleich und Gleich gesellt sich gern« oder »Gegensätze ziehen sich an«? Paarpsychologen auf der ganzen Welt können sich in diesem Punkt nicht einigen, und für beide Standpunkte wird man Koryphäen finden, die sich vehement, konsequent und ausschließlich für den ihrigen einsetzen. Dabei lautet die Antwort meiner bescheidenen Meinung nach: Beides ist richtig. Es hängt nur davon ab, um welche Charaktereigenschaft es geht. Bei einigen Charaktereigenschaften sollten beide am gleichen Strang ziehen, bei anderen ist es besser, wenn sie komplementär sind, sich also durch ihre Gegensätzlichkeit ergänzen. Schauen wir uns die in unserem virtuellen Gentest abgefragten Charaktereigenschaften einmal an und ordnen ihnen jeweils die passende Volksweisheit zu:

- *emotionale Stabilität/emotionale Labilität* → *beide Volksweisheiten*
  »Gleich und Gleich« gilt hier nur für die emotionale Stabilität, denn bei zwei grundsätzlich gutgelaunten Menschen kann wenig

schiefgehen. Neigt jedoch einer der beiden Partner zu Ängstlichkeit und zu Depressionen, dann wäre es fatal, wenn es bei dem anderen auch so wäre. Beide würden sich gegenseitig immer weiter hinabziehen. Ist also einer der beiden emotional eher labil, dann gilt: »Gegensätze ...«

- *Extraversion/Introversion* → *»Gegensätze«*
  Zwei Introvertierte würden vielleicht Jahre brauchen, um sich gegenseitig auch nur eine einzige Aussage zu entlocken, die den Blick auf ihre wahren Emotionen freigibt. Zwei Extravertierte hätten dagegen eher das Problem, sich gegenseitig als Partylöwe und -löwin ausstechen zu wollen. Es ist einer Beziehung also zuträglich, wenn die Partner in diesem Punk eher gegensätzlich sind.

- *Offenheit für Neues/Sturheit* → *»Gleich und Gleich«*
  Neugier und Offenheit hat sehr viel damit zu tun, wofür und für wie viele Dinge man sich interessiert. Gemeinsame Interessen aber sind eine der Hauptsäulen einer gelungenen Beziehung. Sonst geht man schnell getrennte Wege.

- *Freundlichkeit/Unfreundlichkeit (Aggression)* → *»Gleich und Gleich«*
  Aggression ist natürlich per se ein Feind einer jeden guten Beziehung. Wenn ein gewisses Maß davon aber nun einmal bei dem einen Partner angelegt ist, so sollte der andere die Fähigkeit besitzen, sich zu wehren, andernfalls können höchstpathologische, von einseitiger Gewalt geprägte Beziehungen entstehen. Zwei von Grund auf freundliche Menschen sollten natürlich erst recht kein Problem haben.

- *Gewissenhaftigkeit/Unzuverlässigkeit* → *»Gegensätze«*
  Hier ist es wohltuend, wenn der Perfektionismus des einen dem Chaos beim anderen Partner etwas entgegenwirkt und umgekehrt. Zwei Perfektionisten werden eines Tages in ihrem perfekt aufgeräumten Häuschen vor Langeweile ersticken, zwei unzuverlässige Chaoten haben hingegen gute Chancen, irgendwann gemeinsam auf der Straße zu landen. Aus der Welt der Prominenten fallen einem hier problemlos einige Beispiele ein.

- *Treue* → *»Gleich und Gleich«*
  Beim Thema Treue sind gleiche Vorstellungen und Veranlagungen ganz wichtig. Leider herrscht gerade hier aber auch oft die größte Unehrlichkeit, für die es im Übrigen ebenfalls berühmte

Beispiele gibt. So war der französische Philosoph Jean Paul Sartre der sexuellen Untreue verpflichtet, sowohl (vermutlich) charakterlich als auch von seiner Lebensphilosophie her. Seine lebenslange Gefährtin Simone de Beauvoir hat diese Philosophie der »offenen Beziehung« wohl oder übel akzeptiert, richtig gelegen hat sie ihr höchstwahrscheinlich nicht. Man denke nur an ihren Roman »Sie kam und blieb«, in dem die Ich-Erzählerin zutiefst darunter leidet, dass noch eine Dritte im Bunde ist.

Wir sehen also: Es lohnt sich, die einzelnen Charaktereigenschaften etwas differenzierter zu betrachten und ihnen verschiedene Mottos zuzuordnen. Und ich möchte an dieser Stelle explizit darauf hinweisen, dass unser virtueller Gentest in diesem Kontext natürlich nur eine Hilfestellung ist und keinesfalls allein die Grundlage für eine so bedeutende Entscheidung wie die Partnerwahl sein kann. Bauchgefühl und Herz werden sich eben niemals durch ein Testverfahren ersetzen lassen, ein solches kann nur ergänzend hinzukommen.

Genetisches Risikoprofil und Partnerwahl

Jetzt bleibt aber noch das Thema »Gesundheit«. Ist es vorstellbar, eines Tages einen »vorehelichen Gentest« einzuführen? Wäre das mit der Idee einer auf Liebe gegründeten Partnerschaft überhaupt vereinbar? An dieser Stelle kann ich nur meine persönliche Meinung äußern. Ich bin davon überzeugt, dass es einer Liebesbeziehung über alle Maßen abträglich wäre, das Krankheitsrisiko mit einzubeziehen, wenn man sich überlegt, ob die Bindung eine dauerhafte sein kann. Hier kann nichts anderes gelten als: Stehen Sie zum genetischen Risikoprofil Ihres Partners so wie zu Ihrem eigenen. Doch …

Etwas anders sieht es aus, wenn wir über den Nachwuchs sprechen, den sich ja fast jedes Paar eines Tages wünscht. Es ist ein Unterschied, einen existierenden Menschen mit all seinen – auch genetischen – Schwächen zu akzeptieren und zu lieben oder einen neuen Menschen in dem Wissen zu zeugen, dass man ihm mit großer Wahrscheinlichkeit eine genetische Krankheit zumutet. Wenn es daher in der Familie eines Partners eine monogene, also fast immer zum Ausbruch kommende Erkrankung gibt, dann sollten die zukünftigen Eltern wissen, wie hoch das Risiko ist, diese Erkrankung auf ihre

Nachkommen zu übertragen. Dann können sie entscheiden, wie sie angesichts dieses Risikos zu handeln gedenken. In diesem Fall ist ein Gentest aus meiner Sicht eindeutig sinnvoll.

Wenn es in der Familie eines Partners eine monogene, also fast immer zum Ausbruch kommende Erkrankung gibt, dann sollten die zukünftigen Eltern wissen, wie hoch das Risiko ist, diese Erkrankung auf ihre Nachkommen zu übertragen.

Das heißt im Gegenzug aber auch, dass polygene, nur im Zusammenspiel mit negativen Umweltbedingungen ausbrechende Erkrankungen selbstverständlich niemals als Ausschlusskriterien dafür herhalten dürfen, mit dem Partner Kinder zu haben. Stellen Sie sich vor, wohin uns das führen würde: Jeder, der zu Übergewicht oder einem hohen Cholesterinspiegel neigt, wäre dann von der Fortpflanzung ausgeschlossen. Ein absurder Gedanke. Gentests für polygene Erkrankungen (siehe Kapitel 15) sollte man daher nur aus purem präventivem Egoismus durchführen lassen. Mit Partnerwahl und Kinderwunsch sollten solche Tests nichts zu tun haben.

Fazit

- Das »virtuelle Genprofil ›Charakter‹« kann dabei helfen, den Partner besser kennenzulernen und zu prüfen, wie gut man zueinanderpasst.
- Ob das Sprichwort »Gegensätze ziehen sich an« oder das Sprichwort »Gleich und Gleich gesellt sich gern« angewendet werden sollte, hängt von der einzelnen Charaktereigenschaft ab.
- Echte Gentests zum Thema Gesundheit sollten nicht in Bezug auf die Partnerschaft, sondern nur bei Kinderwunsch erwogen werden, und auch nur dann, wenn es eine monogene Erbkrankheit in den Familien der Partner gibt.

Entdecken Sie Ihr Freundschafts-Gen

18 Den Titel dieses Kapitels habe ich bewusst doppeldeutig formuliert. Zum einen möchte ich Sie damit noch einmal bestärken, zu Ihrem genetischen Ich zu stehen, mit Ihren eigenen Genen Freundschaft zu schließen. Das muss sich so tief in Ihrem Unterbewusstsein verankern, dass sie diese Grundidee, die das Selbstbewusstsein ungemein stärkt, niemals vergessen. Dies muss nicht mehr und nicht weniger als eines Ihrer Haupt-Mantras werden.

Der Titel bedeutet aber darüber hinaus, dass Sie genetisch geprägte Charaktermerkmale auch bei Ihren sozialen Beziehungen und Freundschaften nicht ganz außer Acht lassen sollten. Diese Eigenschaften bei Ihren Bekannten und Freunden zu kennen, kann Ihnen helfen, das Potenzial einer Freundschaftsbeziehung besser einzuschätzen, und Sie damit vor unangenehmen Überraschungen, ja sogar schweren Enttäuschungen zu bewahren.

Von Wohlfühl-Freunden und Helfer-Freunden

Aber was erwarten Sie eigentlich von Ihren Freunden? Eine naheliegende Antwort wäre, dass man auf einer Wellenlänge ist, sich ganz einfach versteht und natürlich auch mag. Diese Aspekte sind im Prinzip richtig, reichen für eine tragfähige Freundschaft jedoch nicht aus. Um weiterzukommen, hilft es, sich klarzumachen, dass es im Grunde zwei Typen von Freundschaft gibt. Ich nenne sie die Wohlfühl-Freundschaft und die Helfer-Freundschaft. Ein Wohlfühl-Freund ist jemand, in dessen Gegenwart wir uns einfach gut fühlen. Wir suchen den Kontakt mit ihm, um eine gute Zeit zu verleben, vielleicht rauschende Partys oder tiefe Gespräche voll gegenseitigen Verständnisses. Ein Helfer-Freund ist jemand, auf den wir uns schlicht und einfach verlassen können. Das ist der Typ Mensch, den wir auch nachts um zwei anrufen können, wenn wir ein Problem haben, er hilft uns beim Umzug und nimmt unsere Katze, wenn wir in den Urlaub fahren. Ich will nicht behaupten, dass sich diese beiden Arten von Freundschaften gegenseitig ausschließen, aber die meisten Freundschaften sind eher einer von beiden Kategorien zuzuordnen, und eine echte

Wohlfühl-Helfer-Freundschaft ist eine Rarität. Das rührt daher, dass die charakterlichen – und damit auch die genetischen – Voraussetzungen für diese beiden Freundschaftstypen unterschiedlicher nicht sein könnten.

Wir haben im dritten Teil gesehen, dass unterschiedliche Charaktereigenschaften wie z.B. Treue und Extraversion gemeinsame genetische Wurzeln haben können. Daher sind bei den »Big Five«-Charaktereigenschaften einige besonders häufig miteinander gekoppelt. So sind von Natur aus ängstliche Menschen häufig auch introvertiert und sehr gewissenhaft. So ein Mensch ist nicht selten der ideale Helfer-Freund. Er taugt wahrscheinlich nicht zur großen Stimmungskanone, doch er ist eben immer da, wenn man ihn braucht. Extravertierte haben demgegenüber meist auch weniger Angst und sind offen gegenüber Neuem. Man fühlt sich allein durch ihre Gegenwart bereichert – mehr kann man häufig aber auch nicht erwarten, vor allem nicht, dass sie einem in Notsituationen helfen. Dann sind die Wohlfühl-Freunde plötzlich nicht erreichbar.

Diese Einteilung mag klischeehaft vereinfacht klingen, aber wenn Sie Ihre eigenen Freundschaften einer näheren Betrachtung unterziehen, so werden Sie feststellen, dass sie nicht vollkommen aus der Luft gegriffen ist. Und auch sich selbst werden Sie, wenn Sie ehrlich sind, dem einen oder anderen Freundschaftstyp zuordnen können. Am besten ist es, Freundschaften beider Kategorien zu pflegen.

Eine Charaktereigenschaft sollte aber jeder echte Freund haben: Er sollte genuin freundlich und gut sein und nicht zu Aggressionen neigen, denn diese kommen meist in Form von Neid zum Vorschein. Ganz neidfreie Beziehungen gibt es zwar nicht, dominiert diese Emotion jedoch, wird eine Freundschaft nicht halten, so gut sie auch auf anderen Gebieten funktionieren mag.

Fazit

- Machen Sie den virtuellen Gentest für Ihre Freunde und lernen Sie deren Charakter besser kennen.
- Überlegen Sie, welche Ihrer Freunde zum Wohlfühl- und welche zum Helfer-Typ gehören.
- Prüfen Sie das Neid- und Aggressionspotenzial Ihrer Freunde, um keine bösen Überraschungen zu erleben.

Erkennen Sie Ihren individuellen »Finanz-Typ«

19 Bestimmt kennen auch Sie Menschen, die alles, was sie anfassen, auf magische Weise in Gold zu verwandeln scheinen. Oft genug haben wir den Eindruck, dass diese Menschen sonst gar nicht übermäßig begabt sind, aber für Geld scheinen sie ein Händchen oder einen Riecher zu haben. Dann wiederum treffen wir Hochbegabte, Hochintelligente, denen das Geld nur so durch die Finger rinnt. – Hat Reichsein etwas mit den Genen zu tun?

Das »Finanz-Gen« gibt es ganz sicher nicht, sonst hätte man es schon längst entdeckt. Außerdem können wir schwerlich davon ausgehen, dass es im Kampf gegen Mammut und Säbelzahntiger, in den Zeiten also, als sich unsere Gene entwickelt haben, eine Rolle gespielt hat, wie viel jemand von Dow Jones, Umsatzrendite oder Steuersparmodellen verstanden hat.

Die zwei »Grundrechenarten des Lebens«

Dennoch können wir nicht von der Hand weisen, dass bestimmte genetisch geprägte Charaktereigenschaften etwas damit zu tun haben, welche Zahl am Ende des Monats, des Jahres und sogar des Lebens auf unserem Konto steht. Damit das eine schwarze Zahl mit einem Pluszeichen davor ist, müssen wir im Grunde nur eine simple Rechnung befolgen: insgesamt weniger ausgeben, als wir einnehmen. Ich nenne das im Übrigen die »zweite Grundrechenart des Lebens«, die erste betrifft das Körpergewicht und ist – mit umgekehrtem Vorzeichen – ebenso simpel: insgesamt höchstens genauso viele Kalorien aufnehmen, wie wir verbrennen.

Damit am Ende eine schwarze Zahl mit einem Pluszeichen davor auf unserem Konto steht, müssen wir die zweite »Grundrechenart des Lebens« befolgen: insgesamt weniger ausgeben, als wir einnehmen.

So einfach diese beiden Rechenregeln klingen, so schwer scheinen sie für viele Menschen zu befolgen zu sein, so dass der Übergewichtige und zugleich Überschuldete fast zum Normalfall geworden ist.

Angesichts gewiefter Werbestrategien, die uns tagtäglich suggerieren, wir sollten die beiden Grundrechenarten des Lebens getrost über Bord werfen und uns stattdessen ständig hochkalorischen Genüssen und kreditfinanzierten Freuden hingeben, ist das allerdings nicht sehr verwunderlich.

Schauen wir uns aber lieber einmal an, wer es denn ist, der die zweite Grundrechenart, also die des Geldes, allen Versuchungen zum Trotz beherrscht. Auch hier fällt uns auf, dass ganz unterschiedliche Typen mit einem prall gefüllten Bankkonto dastehen. Da gibt es den »Sparer«, den »Verdiener« und den »Spekulanten«. Und wie immer natürlich auch alle möglichen Mischformen.

Der »Sparer« ist beständig

Der Sparer zeichnet sich dadurch aus, dass er unabhängig von der Höhe seines Verdienstes immer einen gewissen Prozentsatz zur Seite legt, in guten und in schlechten Zeiten, bis sich unweigerlich ein hübsches Sümmchen angehäuft hat. Auch dieses Geld wird der Sparer nur schweren Herzens und auch nur teilweise für eine größere Anschaffung ausgeben. Die ihn auszeichnende Charaktereigenschaft ist Geiz. Geiz wiederum setzt sich aus mehreren Einzeleigenschaften zusammen, von denen einige zu den Big Five gehören. Gewissenhaftigkeit, eine bestimmtes Maß an Sturheit und auch ein gewisses Maß an Egoismus spielen hier hinein. In seiner reinsten Ausprägung wird der Sparer nicht zu den großen Verdienern gehören, weil ihm die Offenheit und damit auch die Risikobereitschaft fehlen, sich aus dem Schutz eines festen Angestelltenverhältnisses herauszutrauen und etwas Eigenes, etwas Größeres auf die Beine zu stellen.

Ich habe den Sparer hier nicht sehr sympathisch gezeichnet, aber darum geht es in diesem Kapitel ja auch gar nicht. Es geht nur darum, sich zu überlegen, wie man sein Konto im Lot hält und auf welche Weise einem das – in Abhängigkeit von seinem genetischen Charakterprofil – gelingen kann. Entspricht man dem Typus des Sparers, sollte man sich nicht beirren lassen und ruhig weiter regelmäßig Geld auf die Seite legen.

In zwei Situationen ist der Sparer allerdings gefährdet, von seinem Kurs abzukommen. Es könnte nämlich der Tag kommen, an dem ihm doch alles nicht schnell genug geht und er sich etwas Größeres leisten und dafür einen Kredit aufnehmen möchte. Vorsicht! Da der Sparer nicht über ein übermäßiges Einkommen verfügt, könnten ihn die monatlichen Raten sehr schnell übermäßig stark belasten. So wird die ohnehin ja meist nur kurz anhaltende Freude über das gekaufte Objekt schnell von der Höhe des Schuldenberges überschattet. Überlegen Sie daher vor jedem Kreditabschluss, ob Sie mit der Belastung auch weiterhin gut schlafen können! Auch könnte für den Sparer der Tag kommen, an dem ihm jemand »den großen Deal« vorschlägt. Das kann ein windiger Immobilienmakler oder auch ein seriöser Fondsberater in einer Bank sein. Dem Sparer wird vorgerechnet, wie dumm er ist, sein Geld auf ein einfaches Sparbuch mit niedrigem Zinssatz einzuzahlen. Lieber sollte er sich – kreditfinanziert selbstverständlich – eine Immobilie kaufen, Miete einnehmen und die Zinsen von den Steuern absetzen, oder aber sein Geld in einem Aktienfonds mit schwindelerregend hohen Renditen anlegen. Finger weg, kann man da nur sagen. So etwas ist nichts für den Sparer-Typ. Es passt einfach nicht zu seinem genetischen Ich. Schuster, bleib bei deinen Leisten, heißt es nicht umsonst. Oder eben: Sparer, bleib bei deinem Sparbuch.

Ihr genetisches Ich bestimmt, auf welche Weise Sie mit Ihrem Geld gut auskommen oder sogar reich werden können.

Der »Verdiener« liebt den Umsatz

Während der Sparer immer die Kostenseite im Auge hat, widmet sich der Verdiener lieber dem Umsatz. Dem Verdiener gelingt es oder ist es schon gelungen, sich eine einigermaßen stabil sprudelnde Einkommensquelle zu erschließen (einigermaßen, denn immerhin leben wir in einer globalisierten Welt). Dazu nimmt er kalkulierte Risiken in Kauf. Um das zu können, bedarf es wiederum einiger charakterlicher Voraussetzungen. Am wichtigsten sind Offenheit für Neues, Leistungsbereitschaft (verwandt, aber nicht deckungsgleich mit Gewissenhaftigkeit) und auch eine gewisse Aggressivität. Das sind alles alte Bekannte unter den Big Five.

Offenheit ist deswegen gefragt, weil einem die Umwelt niemals oder nur sehr selten nahelegt, aus vorgezeichneten Bahnen auszubrechen. Genau das aber ist notwendig, um mehr zu verdienen als der Durchschnitt. Mach die Schule zu Ende, versuche gute Noten zu bekommen, zieh dein Studium durch oder deine Lehre, mach deinen Job gut, erfülle die Erwartungen des Chefs – all das sind die mehr oder weniger direkt ausgesprochenen Ratschläge, die man mit auf den Weg bekommt. Ein Verdiener muss jedoch die Offenheit besitzen, auch einmal aus diesen vorgezeichneten Bahnen auszubrechen. Er muss das Risiko auf sich nehmen, auf ein spezielles Talent zu vertrauen. Oder das Risiko, aggressiv nach vorne zu pushen, selbst wenn er vielleicht für die nächsthöhere Position noch gar nicht vorgesehen ist. Oder das Risiko, etwas Eigenes aufzuziehen, beispielsweise ein eigenes Unternehmen. Da wird es auch manchmal notwendig sein, längere Durststrecken durchzustehen oder die besonders riskante Anfangsphase der Unternehmensgründung mit einem Kredit zu überbrücken. Dann übernimmt die Leistungsbereitschaft das Kommando und wird den Verdiener-Typus schließlich kraft seiner Hartnäckigkeit und seines Durchhaltevermögens zum Erfolg führen. Das wird sich am Ende lohnen, denn viel Geld zu verdienen macht natürlich deutlich mehr Spaß, als immer nur stur zu sparen. Man muss aber charakterlich dafür geeignet sein, und auch hier kann unser »virtuelles Genprofil ›Charakter‹« aus dem IV. Teil uns dabei unterstützen, uns selbst besser kennenzulernen.

Leider gibt es natürlich auch arme Verdiener. Womit ich auf das Hauptproblem dieses Typus zu sprechen komme. Die Tendenz nämlich, den nächsten Gehaltssprung immer schon in seinem Lebensstil vorwegzunehmen. Ich kann mir ein Haus für 300 000 Euro leisten? Gut, dann kaufe ich mir eines für 500 000 Euro, denn in wenigen Jahren werde ich sicher genug verdienen, um das locker abbezahlen zu können. Ich habe genug Geld auf dem Konto, um mir einen 40 000-Euro-Wagen zu leisten? Okay, dann kaufe ich mir das Auto, das 60 000 Euro kostet, denn das wird schon in kurzer Zeit meinem Status entsprechen. Und so weiter und so fort. Auf diese Weise rennt der Verdiener seinem eigenen Reichtum immer ein Stück hinterher, da das Geld immer schon ausgegeben ist, bevor er die nächste Gehaltsstufe erklommen hat. Die Botschaft ist also eindeutig: Leisten Sie sich auch als Verdiener-Typus nur das, was Sie heute bezahlen können, besser noch etwas weniger. Erfreulicherweise kommt ein gewisses materielles Understatement ja auch wieder in Mode.

Der »Spekulant« setzt auf das Risiko

Was ist der Unterschied zwischen dem Verdiener und dem Spekulanten? Beide sind risikobereit, sie haben also hohe Werte auf der Offenheitsskala. Der Spekulant zeichnet sich zudem dadurch aus, dass er niedrige Angstwerte hat (»Was kostet die Welt?«) und dass seine Leistungsbereitschaft eher niedrig ist. Außerdem ist seine Risikobereitschaft noch viel, viel höher als die des Verdieners! Der Spekulant möchte mit einigen wenigen Mega-Deals für sein Auskommen sorgen, das Beständige, Hartnäckige geht ihm völlig ab. Dafür nimmt er in Kauf, zwischendurch auch einmal vollkommen ausgebrannt zu sein, ja vielleicht sogar auf der Straße zu sitzen.

Wie Sie sehen, kann man zu einem Spekulanten nicht werden, man muss von vorneherein einer sein. Wer es sich als Sparer-Typus in den Kopf setzt, nun doch plötzlich ein Spekulant werden und mit geliehenen 100 000 Euro auf die Aktie des Pharmakonzerns zu setzen, der wahrscheinlich sehr bald ein Blockbuster-Medikament auf den Markt bringen wird, der kann nur scheitern. Umgekehrt tut der Spekulant gut daran, sich ein wenig in Richtung Verdiener zu entwickeln, sprich neben dem diskontinuierlichen Geldsegen auch für eine permanent sprudelnde Einkommensquelle zu sorgen.

Fazit

- Ordnen Sie sich einem der Grundtypen zu: Sparer, Verdiener oder Spekulant.
- Überlegen Sie, was Ihre Haupteigenschaft ist, die Sie zu einem dieser Typen macht.
- Werden Sie sich der speziellen Risiken bewusst, die auf jeden dieser Typen lauern, und vermeiden Sie diese konsequent.

Entdecken Sie das Erfolgsgen in sich

20 Erinnern Sie sich noch daran, warum genau Sie den Beruf ergriffen haben, den Sie heute ausüben? Haben Sie sich vor dieser Wahl überhaupt viele Gedanken darüber gemacht, welcher Beruf wirklich zu Ihnen passt? Es würde mich nicht wundern, wenn viele beide Fragen mit nein beantworten würden, vor allem die zweite. Es würde mich deshalb nicht wundern, weil das Fach »Berufswahl« auf keinem Lehrplan der Welt zu finden ist, obwohl es genauso dorthin gehört wie ein Fach namens »Glückslehre«. Auch die eigenen Eltern tragen zum Thema Berufswahl häufig erstaunlich wenig bei. In den meisten Fällen sind sie hauptsächlich daran interessiert, dass es etwas Solides ist, etwas, das den Sprössling eines Tages auf eigenen Beinen wird stehen lassen können. Die Medien tun ein Übriges, den jungen Berufsanfänger zu verwirren. Allzu sehr betonen sie das Materielle oder das Glamouröse, ablesbar an allen möglichen Castingshows. Und so finden sich einerseits weltweit Millionen von Kreativen an Büroschreibtischen wieder, an denen ihr Talent verkümmert, während ganze Armeen von im Grunde Soliden und Gewissenhaften sich vor die Fernsehkameras drängen.

Ist Ihr Beruf auch Ihre Berufung?

Und so sollte am Anfang einer jeden Berufswahl nicht die Frage stehen, was uns – scheinbar – am meisten interessiert, sondern die Frage: Was kann ich am besten? Wo liegen meine wahren Talente? Das klingt einfach, wird aber erstaunlich selten befolgt. Erst wenn wir diese Frage für uns geklärt haben, was nicht zwischen Tür und Angel, sondern nur durch Nachdenken, Gespräche und vielleicht sogar eine professionelle Berufsberatung geschehen kann, erst dann folgt die Frage, in welche Ausbildung und in welchen Beruf wir diese Talente am besten einfließen lassen können. So können wir uns am ehesten sicher sein, dass wir nicht nur Freude an unserem Beruf haben werden, sondern dass er auch ein verlässlicher Broterwerb für uns sein wird.

Ich kenne Menschen, die sich ausschließlich auf den zweiten Aspekt, also den des Geldverdienens, konzentriert haben. Wenn mit 40 dann die Midlifecrisis naht, kommen sich viele von ihnen plötzlich vor wie Fremde in ihrem eigenen Ich. Sie bekommen echte Identitätsprobleme, weil sie spüren, dass Erfolg nicht nur etwas mit dem Bankkonto und vielleicht noch mit der Anerkennung durch andere zu tun hat, sondern auch damit, wie sehr man zu dem geworden ist, der man eigentlich schon immer war. Oder eben nicht. Und dieses ursprüngliche Ich hat eine ganze Menge mit Genetik zu tun, dieses ursprüngliche Ich ist auch ein genetisches Ich.

Erfolg hat etwas damit zu tun, wie sehr man zu dem geworden ist, der man eigentlich schon immer war. Oder eben nicht.

Im Verlauf der Lektüre dieses Buches werden Sie Ihr eigenes genetisches Ich ja auch schon ein ganzes Stück besser kennengelernt haben. Dann wird es Ihnen nicht schwerfallen, zu entscheiden, wo Ihre eigentliche *Berufung* liegt: Liegt sie im künstlerisch-kreativen Bereich oder im wissenschaftlich-kreativen? Sind Sie eher ein Zahlenmensch oder ein Kommunikationsgenie, oder liegen Ihnen ganz einfach Routinearbeiten am meisten? Und natürlich: Gibt es etwas, das Sie immer schon einmal tun oder sein wollten, aber bisher nie gewagt haben?

Machen Sie Ihr Hobby zum Beruf

Wenn Sie nun feststellen, dass Ihr Beruf und Ihre Berufung nicht deckungsgleich sind, dann gibt es zwei Möglichkeiten, darauf zu reagieren: Sie entscheiden sich um, was am Anfang des Berufsweges noch einfacher ist, aber auch später keineswegs ausgeschlossen bleibt, selbst wenn es Mut und Kreativität erfordert. Manchmal fällt einem aber beim besten Willen keine Möglichkeit ein, wie man mit dem, was einem liegt und interessiert, Geld verdienen könnte, zumindest nicht von Anfang an. Dann wählen Sie als Berufsanfänger ruhig zunächst den zweitbesten Beruf oder lassen Ihren Beruf weiterlaufen wie bisher, wenn Sie schon länger berufstätig sind. Tun Sie das Notwendige dafür, um Miete und Brötchen bezahlen zu können, und suchen sich … ein Hobby. Ein Hobby, das Ihren Fähigkeiten und Interessen so vollkommen entspricht, dass Sie sich, wie man so schön sagt, »ganz in Ihrem Element« fühlen.

Machen Sie dann aber den nächsten Schritt: Beginnen Sie darüber nachzudenken, wie man dieses Hobby vielleicht doch zum Gelderwerb nutzen könnte, am Anfang vielleicht nur für ein kleines Zubrot. Schließen Sie jedoch nicht von vorneherein aus, dass aus Ihrem Hobby eines Tages auch Ihr wahrer Beruf werden könnte. Oder was glauben Sie, wie die meisten Schriftsteller zu ihrer Berühmtheit gelangt sind? Oder die meisten Unternehmer zu ihrem Erfolg? Oder Stefan Raab zu dem Top-Entertainer, der er heute ist?

Fazit
- Beruflicher Erfolg heißt immer auch, die eigenen Begabungen und Interessen auszuleben.
- Die Berufswahl sollte begabungsorientiert erfolgen.
- Wer im falschen Beruf steckt, sollte entweder wechseln oder parallel ein ihm entsprechendes Hobby aufbauen, das auch dazu taugt, eines Tages zum eigentlichen Beruf zu werden.

Achten Sie auf Ihr genetisches Feng-Shui

20 Kommen wir zur siebten Regel für Ihre persönliche Genstrategie und damit zur Kür: Denn wer die ersten sechs Stufen erklommen hat, wer sich ausreichend mit den genetischen Grundlagen seiner Gesundheit, seines Charakters und seiner Beziehungen zu anderen Menschen beschäftigt hat, der darf sich nun getrost der Verfeinerung und Individualisierung seines Lebensstils zuwenden. Der genetische Bauplan liegt vor, wir haben ihn verstanden, der Rohbau wurde errichtet, das Richtfest wurde gefeiert, der Schlüssel zum fertigen Gebäude wurde uns übergeben und nun dürfen wir es noch einrichten. An diesem Punkt tauchen die Probleme auf, die wir alle gerne hätten, zeigen sie doch an, dass die grundlegenden Fragen gelöst sind. In Bezug auf unser Leben sind es die Fragen des Lebens*stils*: Wo sollen wir leben, in der Stadt oder auf dem Land? In einer Wohnung oder in einem Haus? Wie sollen wir uns einrichten? Wie sollen wir uns kleiden? Wohin sollen wir reisen? Welche Events sollen wir besuchen?

Harmonisieren Sie die Energien Ihrer Gene

Das Wort Feng-Shui kommt aus dem Chinesischen und bedeutet ursprünglich so etwas wie: die Geister eines Ortes in Harmonie bringen. Konkret kommt Feng-Shui heute bei der Einrichtung von Gebäuden oder einzelnen Räumen oder auch bei der Gartengestaltung zum Einsatz. Wurden die Regeln des Feng-Shui befolgt, so soll der betreffende Ort eine gute und angenehme Ausstrahlung haben, selbst Energien, die sich widerstreben, sollen zu einem harmonischen Ganzen vereint sein. Ich verwende den Begriff Feng-Shui hier, weil ich davon überzeugt bin, dass wir auch die von unseren Genen ausgehenden Energien miteinander harmonisieren und zu einer gesunden, selbstbewussten und glücklichen Persönlichkeit vereinigen sollten.

Ihr genetisches Profil als Stil-Ratgeber

Und in der Tat kann die Kenntnis des eigenen genetischen Charakterprofils in stilistischen Fragen zuweilen ein besserer Ratgeber sein als so manches Modemagazin. Wenn wir uns nämlich auf dieses

Profil besinnen, laufen wir nicht Gefahr, dass wir all diese Dinnerpartys, all diese Fünf-Sterne-Reisen, all diese Prada- und Gucci-Fummel und all diese Kumpanei mit Kellnern italienischer In-Restaurants vielleicht gar nicht selbst sind. Oder dass wir genau all diese Dinge sind, es aber wegen der komischen (neidischen?) Blicke unserer Nachbarn und Bekannten nicht ausleben und zeigen wollen.

Sie sind von Natur aus guter Laune und extravertiert? Dann steht Ihnen der vielleicht bisher nur heimlich ersehnte Star-Status ganz einfach zu. Kleiden Sie sich ruhig glamourös, schminken Sie sich, wenn Ihnen danach ist, erlauben Sie sich das sexy Parfum. Gönnen Sie sich den großen Auftritt, er passt zu Ihnen. Denken Sie auf der anderen Seite nicht, dass Sie das müssen, wenn Sie – genetisch gesehen – eher ein stilles Wasser sind. Wichtig ist immer nur, ob etwas zu Ihnen passt, und das entscheiden Sie und nicht die anderen!

Ihr virtueller Gentest hat hohe Werte für Offenheit und Neugier ergeben? Prüfen Sie noch einmal, ob Sie in einem Vorstadtreihenhaus wirklich besser aufgehoben sind als im quirligen Zentrum einer Metropole, aus der Sie nun »der Kinder wegen« wegziehen wollen, weil man das eben so macht. Oder sind Sie der Typ, der Routine schätzt, weil Sie nicht besonders neugierig sind? Die seit 15 Jahren immer gleiche Reise zum immer gleichen Ferienhaus an der Ostsee erleben Sie als herrlich stressfrei? Warum sollten Sie sich den Zwang antun, eine Fernreise in Malaria- oder Tsunami-Gebiete zu buchen, wo Sie doch hier alles haben, was Sie brauchen? Sie sind ein freundlicher Mensch? Warum soll Ihre Wohnung das nicht auch ausstrahlen? Setzen Sie auf warme Farben statt auf minimalistische Coolness, die Sie bei irgendeinem Hollywoodstar in einem Lifestyle-Magazin bewundert haben, die aber ganz einfach nicht zu Ihnen passen will.

Liebe Leserin und lieber Leser, wir sind am Ende unserer kleinen Entdeckungsreise in Ihr genetisches Ich angekommen. Ich hoffe, Sie haben dabei etwas über sich und die Welt erfahren, das Sie bisher nicht wussten und das Ihnen für ein gesünderes und glücklicheres Leben nützlich sein wird. Hören Sie von nun an einfach etwas mehr auf Ihre innere Stimme. Denn aus dieser Stimme spricht Ihr genetisches Ich, das im gesamten Kosmos, in der Gewaltigkeit seiner räumlichen und zeitlichen Ausdehnung einzigartig ist und auch immer bleiben wird!

Register